ICH BIN ABER AUCH EIN NOTFALL!

Tim Benit und Anna Delegra

ICH BIN ABER AUCH EIN NOTFALL!

Skurrile Geschichten aus dem Alltag in der Notaufnahme

SCHWARZKOPF & SCHWARZKOPF

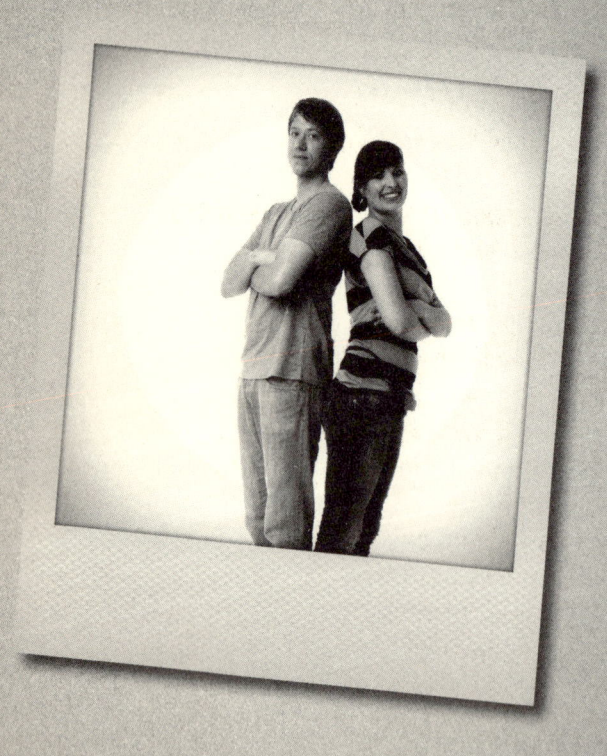

INHALT

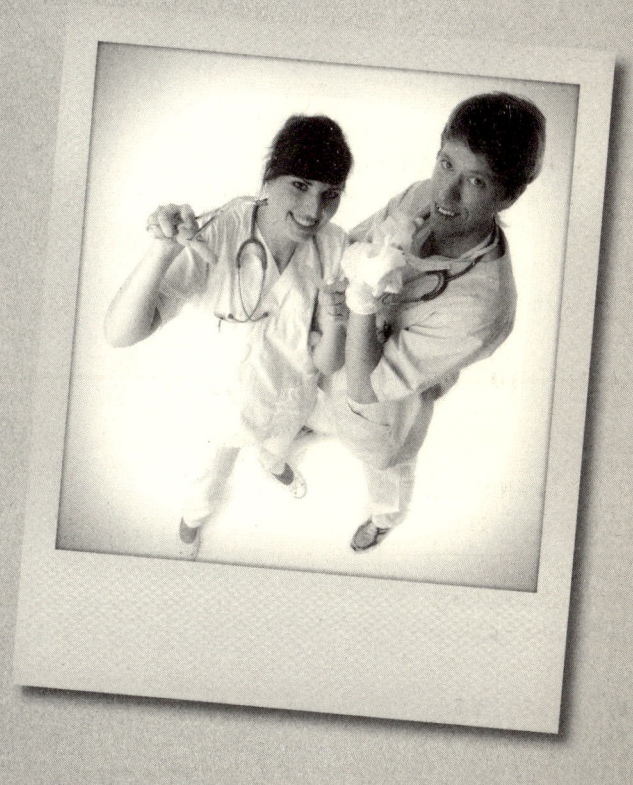

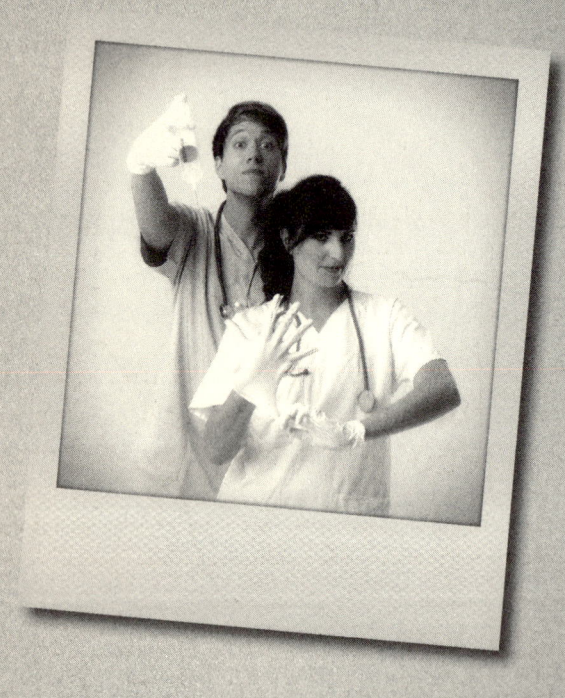

ALLER ANFANG IST SCHWER

Vorwort

Die hier gesammelten Kurzgeschichten handeln von unseren Erfahrungen bei der Arbeit in einer Notaufnahme. Es wird von Patienten erzählt, die dringend Hilfe benötigen. Begleite uns in die bittere Realität von Menschen mit einer Erkrankung oder Verletzung, sei sie nun bewusst oder unbewusst herbeigeführt worden oder durch einen Unfall passiert. Doch in der Notaufnahme wird nicht nur medizinische Hilfe geleistet. Sie ist zugleich ein kurzzeitiges Auffangbecken für die Menschen, deren Grundbedürfnisse in dem Moment gedeckt werden müssen, um ihr Leben ein kleines Stückchen lebenswerter zu machen.

Allerhand Kuriositäten entstehen, wenn sich Körper, Geist und Seele nicht mehr im Einklang befinden. Mit ein bisschen Humor geht die Arbeit in der Notaufnahme meist leichter von der Hand. Und auch den Patienten hilft es. Manche sind nach einem Unfall im psychischen Ausnahmezustand, andere haben eine jahrelange Leidensgeschichte hinter sich oder noch vor sich oder stecken gerade mittendrin in ihrer persönlichen Lebenskrise voller Leid und Kummer. Vielen von ihnen kann man den Aufenthalt in der Notaufnahme mit etwas Zuwendung erleichtern und ihnen so ein bisschen mehr Lebensfreude geben.

Das Krankenhaus, in dem wir arbeiten, ist schon etwas älter. Der Zahn der Zeit nagt daran und das Geld fehlt. In unserem

Krankenhaus prallen zudem unterschiedliche soziale Schichten aufeinander, es ist ein Treffpunkt der verschiedensten Kulturen; dies betrifft sowohl die Mitarbeiter wie auch die Patienten.

Und mittendrin wir beide, Anna und Tim. Wir sind das »Frischfleisch«, das ins Haifischbecken geworfen wurde.

Tim: Alles begann 1982, als ich im Rahmen einer geplanten Geburt das Licht der Welt erblickte. Vier Jahre später folgte Anna, auch ganz unspektakulär. Wie alle anderen stellten wir uns am Ende der Schulzeit die Frage, wie es in unserem Leben weitergehen sollte.

Ich ließ mich zunächst eher unfreiwillig auf das Experiment Zivildienst im Krankenhaus ein. Es fiel mir nicht schwer – trotz anfänglicher Schwierigkeiten damit, mit kranken Menschen konfrontiert zu sein. Während meiner Ausbildung zum Gesundheits- und Krankenpfleger reizte mich dann besonders die Arbeit in der Notaufnahme. So lag es nahe, mich auch dafür zu bewerben.

Ich finde die Arbeit hier spannend und abwechslungsreich. Sie gibt mir das Gefühl, etwas Gutes zu tun. Wie sieht es bei dir aus, Anna? Erzähl mal!

Anna: Nachdem ich mich in der Pubertät ausgelebt hatte, musste auch ich mir überlegen, wohin es gehen sollte. Bei einem Praktikum im Altenpflegeheim bemerkte ich, dass mir die Arbeit sehr viel Spaß macht. Während der Ausbildung zur Gesundheits- und Krankenpflegerin fühlte ich mich dann in der Notaufnahme am richtigen Platz. Ein Wahleinsatz dort bestätigte mir das und die Entscheidung stand fest.

Tim und ich hatten ziemlich viel Glück. Eigentlich braucht man mehrere Jahre Berufserfahrung, um in einer Notaufnahme routiniert arbeiten zu können. Aber den demografischen Wandel in Deutschland spürt man überall, auch im Krankenhaus. Nachwuchs wird dringend gesucht, und so sind wir hier.

Jung, lernwillig und hoch motiviert wollen wir den Alltag in einer großen Notaufnahme meistern.

Sehr zu Dank verpflichtet sind wir den vielen hilfsbereiten Kollegen aus der Pflege und den Ärzten, die uns stets Vertrauen schenken. Wir danken ihnen dafür, dass sie das Potenzial in uns sehen, uns tatkräftig zur Seite stehen, ein offenes Ohr für Fragen haben und uns anleiten.

Natürlich gibt es auch Kollegen, mit denen man nicht so richtig warm wird. Trotzdem wünscht man sich ein freundliches, kollegiales Miteinander. Respekt ist wichtig! Und nach knapp acht Stunden, wenn die Schicht vorbei ist, kann man sich dann ja wieder aus dem Weg gehen – oder sich näher kennenlernen.

Doch zurück zu den Patientengeschichten. Tim, ich befürchte, manches können wir unseren Lesern nicht zumuten. Das ist keine leichte Kost.

Tim: Aber so haben wir es nun mal erlebt. Das ist eben die harte Realität. Meinst du etwa, mir gehen solche Geschichten nicht nahe? Oft lag ich nächtelang wach. Im Bett gewälzt habe ich mich, weil ich nicht schlafen konnte. Albträume plagten mich, wenn mein Gehirn versuchte, das Erlebte zu verarbeiten.

Anna: Mensch, Tim, wenn wir manche Geschichten so lassen, wird den Leuten übel werden. Wahrscheinlich werden sie das Buch zur Seite legen und nicht weiterlesen. Und genau das wollen wir doch nicht.

Tim: Ach, Anna, du machst dir mal wieder viel zu viele Gedanken und verunsicherst mich damit. Aber du hast recht.

Liebe Leserin, lieber Leser, du musst dich jetzt entscheiden. Überlege bitte genau, ob du diese Geschichten lesen möchtest. Wir können leider keine Verantwortung für deinen Gesundheitszustand übernehmen. Wenn dir von diesem Buch übel wird – kein Problem. Das geht in den meisten Fällen schnell wieder vorbei. Sollte die Übelkeit anhalten, sehen wir uns in der Notaufnahme. Bis dahin wünschen wir dir nur das Beste!

Anna und Tim

PS: In diesem Buch sind die Charaktere anonymisiert. Wir stellen keinen Bezug zu unserem Arbeitgeber oder zu Kollegen her. In die Geschichten flossen mehrere Aspekte unseres Arbeitslebens ein. Es können keine Rückschlüsse auf Patienten gezogen werden.

1. KAPITEL

GUTEN APPETIT!

Aller guten Dinge sind drei

Von Tim und Anna

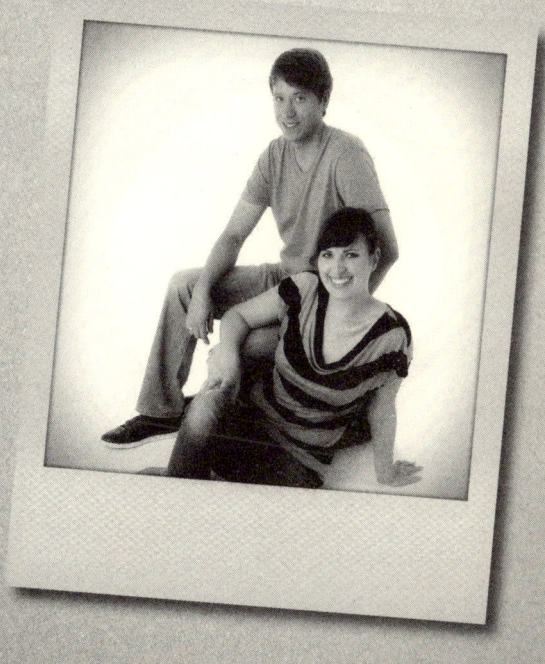

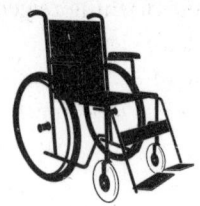

Oje, Frühdienst. Schlaftrunken schlurfe ich, Tim, durch die Flure, vorbei am Wartebereich der Notaufnahme in Richtung Anmelde- und Arbeitsbeschaffungszentrale, wie ich sie nenne. Der Wartebereich ist gähnend leer.

Ich muss noch schnell einen Abstecher in den Aufenthaltsraum machen. Die Kollegen vom Nachtdienst waren hoffentlich so nett und haben schon mal Kaffee für die übermüdeten Frühdienstler gekocht.

Die Digitalanzeige meiner Uhr verrät mir, dass es 5.45 Uhr ist. Ich will in mein kuschelig warmes Bett zurück. Obwohl ich schon seit eineinhalb Stunden wach bin und sogar die öffentlichen Verkehrsmittel überlebt habe, stehe ich noch ziemlich neben der Spur.

Als ich mich am großen Kaffeeautomaten bediene, höre ich hinter mir ein vertrautes Schlurfen. Das können nur die abgenutzten Birkenstocklatschen des Oberpflegers sein. Mit seinen dunklen Augenringen sieht er so aus, wie ich mich fühle – noch nicht bereit für diesen Tag.

Nach einem anstandshalber gegrummelten »Guten Morgen« beiderseits offenbart er mir meine spezielle Tagesaufgabe: Ich soll eine neue Kollegin einarbeiten. Das passt mir gar nicht. Ich bin doch selbst erst seit einem Monat dabei, muss mich auch noch zurechtfinden. Warum soll ich denn jetzt auf einmal einer neuen Kollegin die Notaufnahme zeigen? Nur weil meine Anleiterin seit gestern Urlaub hat?

Der Oberpfleger meint, es wäre eine gute Idee, weil wir so gemeinsam lernen können. Bei Fragen stünden die Türen der anderen Mitarbeiter stets offen, man werde uns nicht hängen lassen.

Damit hat er recht. Ich hatte bisher nie das Gefühl, allein gelassen zu werden. Trotzdem bin ich nicht begeistert, vor allem, weil er es mir erst jetzt gesagt hat. Ich habe noch nicht mal an meinem Kaffee genippt und meine Laune ist bereits auf dem Tiefpunkt.

Wortlos schlurfen wir im Gleichschritt weiter zur Anmelde- und Arbeitsbeschaffungszentrale. Dort angekommen, lasse ich den Blick über eine Horde offensichtlich müder Kollegen schweifen. Ihre Mundwinkel hängen noch zu tief, um irgendeine Art von Freude erkennen zu lassen. Außer die eine da hinten in der Ecke, die mit dem fetten Grinsen – das kann nur die Neue sein.

Sie stellt sich vor: »Hallo, ich bin Anna.«

»Hallo, ich bin Tim. Ich habe eben erfahren, dass wir heute ein Team sind. Ich werde dir alles zeigen.«

Die Kollegen vom Nachtdienst wollen schnell nach Hause in ihr Bett. Die besonderen Vorfälle der vergangenen Nacht werden kurz erläutert und dann teilt der Oberpfleger die Kollegen vom Frühdienst, also der aktuellen Schicht, ein. Anna und ich arbeiten heute für den Chirurgen, den Neurologen und den Urologen.

Mist, meine Kaffeetasse ist fast schon wieder leer. Anna grinst immer noch in die Runde.

»So, Anna, dann werde ich dir erst einmal erzählen, welche Arbeitspositionen zu besetzen sind. Die Übergabe hast du ja eben mitbekommen. Ich nenne diesen Bereich, in dem wir

uns gerade befinden, die Anmelde- und Arbeitsbeschaffungszentrale, weil hier eine Pflegekraft sitzt, bei der während ihrer
Schicht alle Patienten angemeldet werden – sei es nun durch die
Feuerwehr, den Krankentransportdienst oder über das Notfalltelefon. Außerdem gibt es noch Patienten, die vom Hausarzt
eingewiesen werden oder sich selbst vorstellen. Die Pflegekraft
organisiert alle anfallenden Arbeiten. Sie nimmt sämtliche An-
rufe entgegen, verteilt die Aufgaben und behält den Überblick
über das gesamte Geschehen während der Schicht.«

Annas ständiges Kopfnicken zeigt mir ihr Interesse. Sie stellt
neugierig Fragen und grinst mich dabei immer wieder fröhlich
an. Auch ich werde langsam wacher und freunde mich allmäh-
lich mit meiner anleitenden Aufgabe an. Immerhin ist Anna gut
drauf – ich glaube, wir beide werden viel Spaß haben.

»Hier haben alle Ärzte einen Arbeitsplatz und die Möglichkeit, sich über die Patienten direkt auszutauschen. Hier werden
die Patientenakten gesammelt, vor und nach einer Behandlung.
Kurz gesagt: Hier laufen alle Fäden zusammen; das ist das Herz
der Notaufnahme.«

Anna schaut mich mit großen, fragenden Augen an; sie wirkt
leicht angespannt. Das breite Grinsen verschwindet langsam,
wahrscheinlich weil das ganz schön viele Informationen für
einen Neuling sind.

»Ich zeige dir erst einmal die Räumlichkeiten der Notaufnahme und wo du das Material zum Auffüllen findest. Das ist
nämlich die erste Aufgabe im Frühdienst.«

Ich will sie behutsam in die Materie einführen, nichts über-
stürzen. Immerhin hatte ich es am Anfang auch nicht leicht,
obwohl sich meine Anleiterin die größte Mühe gab.

Wir verlassen die Anmelde- und Arbeitsbeschaffungszentrale
und laufen durch den langen Flur. Nacheinander erläutere ich
Anna alle Räume.

»Also, Anna, es gibt mehrere internistische Behandlungsräume, aber auch einige chirurgische. Zu den chirurgischen Behandlungsräumen zählt unter anderem der Gipsraum. Der Schockraum kann im Notfall für Patienten sämtlicher Fachrichtungen benutzt werden. Falls eine Beatmung notwendig sein sollte, stehen im Schockraum alle Geräte für die Mitarbeiter der Anästhesie bereit. Des Weiteren gibt es einen Raum für die Neurologen, einen für die Psychiater und jeweils einen Raum für die Fachrichtungen HNO, Gynäkologie und Urologie. Außerdem haben wir einen Isolationsraum für Patienten mit ansteckenden Krankheiten und überall verteilt sogenannte Spülräume zum Entsorgen von Exkrementen und Reinigen der Bettpfannen sowie Urinflaschen. Schließlich gibt es noch den großen Lagerraum. Dort befinden sich alle Materialien, die wir innerhalb von einer Woche benötigen. Die Bestandsaufnahme und Bestellung erfolgt durch den Oberpfleger.«

Anna guckt etwas überfordert. Ich versuche, sie aufzumuntern.

»Sicherlich sind das viele Eindrücke am ersten Tag, aber du wirst mit der Zeit zurechtkommen und auch sicherer im Umgang mit Kollegen und Patienten werden. Die Routine lässt den Arbeitsalltag leichter erscheinen. So weit, so gut – jetzt werden wir uns in die Arbeit stürzen. Wenn du noch Fragen hast, kannst du sie jederzeit stellen. Der Rest ergibt sich dann beim Arbeiten.«

Anna und ich erleben gemeinsam einen Tag voller neuer Eindrücke. Da sie sehr wissbegierig ist, stellt sie auch mich immer wieder vor neue Herausforderungen – und das alles im Frühdienst.

Ich arbeite nicht so gern im Frühdienst. Das macht mich fix und fertig. Es entspricht nicht meinem Biorhythmus, ich bin erst ab zehn Uhr voll leistungsfähig. Aber Anna motiviert mich stark, weil sie mich fordert.

Gemeinsam erledigen wir unsere Tagesaufgaben. Unsere kleine Lerngruppe wird natürlich durch die erfahrenen Kollegen unterstützt. Nach acht Stunden ist alles vorbei. Ich bin total fertig. Anna hingegen lässt sich ihre Müdigkeit nicht anmerken und lächelt mich immer noch fröhlich an. Dabei weiß ich ganz genau, dass sie zu Hause völlig erschöpft ins Bett fallen wird. Ich hoffe, ich habe sie nicht überfordert und konnte mich verständlich ausdrücken.

Die nächsten Wochen, in denen wir zusammenarbeiten, sind sehr arbeitsintensiv. Aber Anna findet sich sehr schnell zurecht in der Notaufnahme.

»Anna arbeitet immer flüssiger und schon sehr selbstständig. Sie genießt einen guten Ruf unter den Kollegen. Die Probezeit wurde mit Bravour bestanden«, so würde es wahrscheinlich in ihrer Beurteilung heißen.

Aber nun soll sie selbst einmal zu Wort kommen.

*

Hallo liebe Leser, hier meldet sich Anna. Tim hat mich in der vergangenen Zeit wunderbar betreut und war immer sehr geduldig mit mir. Dafür bin ich ihm sehr dankbar. Mittlerweile sind ein paar Wochen vergangen und ich finde mich nun ganz gut zurecht in der Notaufnahme. Ich habe viele interessante Dinge erlebt. Aber jetzt muss ich euch unbedingt von meinem Arbeitsalltag erzählen.

Mein Wecker klingelt, ich muss aufstehen. Es ist elf Uhr, mein Wecker klingelt unermüdlich weiter und nachdem ich zum dritten Mal die Schlummertaste betätigt habe, beschließe ich aufzustehen. Ob man sich jemals an den Schichtdienst gewöhnt? Kollegen, die das bereits seit 35 Jahren mitmachen, antworten einheitlich: »Vergiss es!«, und klagen gleich im Anschluss über ihre Schlafprobleme. So bekommen sie, auch wenn sie mal keinen Frühdienst haben, nach 4.15 Uhr kein Auge mehr zu und schlagen sich, wenn schon nicht beruflich, zumindest privat die Nacht um die Ohren.

Allen Schichtarbeitern unter euch brauche ich die Vor- und Nachteile wohl nicht zu erläutern. Allen anderen kann ich nur sagen, dass chronische Schichtarbeit die Lebenserwartung um mindestens zehn Jahre verkürzt – zumindest habe ich das mal gelesen.

Während ich meine dritte Tasse Kaffee in meine Hand presse, um die Wärme zu spüren, denke ich darüber nach, ob die letzten zehn Jahre meines Lebens nun wichtig sind oder nicht. Da klingelt es an der Tür und meine Gedanken finden ein schnelles Ende. Tim holt mich heute mit dem Auto zum Spätdienst ab. Ein Luxus – das wissen alle, die sonst immer mit den öffentlichen Verkehrsmitteln unterwegs sind. Zum Dank drücke ich Tim einen Coffee to go in die Hand.

Wir fahren Richtung Notaufnahme. Es geht mitten durch die Stadt, vorbei an Problembezirken, wo das Autofahren den Puls hochtreibt. Tim wirkt etwas zerfahren.

Kurz nach Antritt der Fahrt sagt mein persönlicher Chauffeur plötzlich: »Schon seltsam, über was für belanglose Sachen ich mir ständig Gedanken mache. Eigentlich könnte man doch ›Kaffee für unterwegs‹ oder ›Kaffee zum Mitnehmen‹ anbieten. Da hat die Kaffeeindustrie uns schon ganz gewaltig diese neumodischen Wortschöpfungen eingeimpft, muss ich echt sagen. Oder liegt es vielleicht daran, dass man touristenfreundliche Begriffe verwenden muss, um sich am ›Kaffee für unterwegs‹-Markt behaupten zu können? Ich weiß es nicht. Aber trotzdem mache ich mir über solch einen Mist Gedanken. Egal, es gehört zu meiner Freizeit und entspannt mich. Und alles, was mich entspannt und meinen Geist erfrischt, kann nur gut sein.«

Auch ich genieße die letzten Minuten, in denen es nur um unsere privaten Belange, Politik und die Welt geht. Der Spätdienst in der Notaufnahme beginnt noch früh genug.

Auf der Arbeit gibt es erwartungsgemäß viel zu tun. Ein Rettungswagen reiht sich an den anderen. Tim und ich stehen wartend im Schockraum. Wir sind vorbereitet auf die Ankunft der angekündigten Patientin mit Luftnot, haben Handschuhe und sämtliche anderen Arbeitsmaterialien, die wir brauchen. Die Tür geht auf. Der Notarzt, Dr. Lutz Bernhard, begrüßt uns nicht. Er würdigt uns nur eines kurzen Blickes. Seine Augen suchen hektisch nach einem Ansprechpartner. Wir scheinen das wohl nicht zu sein.

Na ja, Schweigen ist Gold – oder wie war das noch mal? Es ist immer das Gleiche. Aber die Patienten sind mir wichtiger als solche zwischenmenschlichen Belanglosigkeiten.

Frau F. sieht jedenfalls nicht gut aus, es scheint ihr sehr schlecht zu gehen. Kein Wunder bei 130 Kilo Körpergewicht, verteilt auf 1,60 Meter japsendes Elend. 60 Jahre hat sie auf dem Buckel.

Schnell machen wir uns ran an den Speck. Rechts und links der Trage sitzen wir auf unseren schwarzen Drehhockern und versuchen krampfhaft, einen großen venösen Zugang in die verschwitzte, teigige Haut zu legen.

»Mist, was ist das denn?«, raunt Tim mir zu.

Erschrocken sehe ich in sein Gesicht. Oje, er guckt wahrscheinlich genauso doof aus der Wäsche wie ich. Dann wage ich einen flüchtigen Blick auf seine weiße Hose. Ein gelber Fleck! Na gut, angepullert – das passiert. Erst ist es warm, dann wird es kalt. Kneipp-Kur bei der Arbeit, das kenne ich auch. Ist nicht schön.

Tim würde sich gern umziehen, doch er kann nicht einfach aufstehen. Also muss er es ertragen.

Wir haben tapfer gekämpft und nun endlich einen venösen Zugang gelegt. Erledigt! Frau Dr. Stumpf, wo bleibt die Anordnung für die Medikamente? Ich schiebe der Internistin unserer Notaufnahme den Anordnungsbogen unter die Nase.

Sie kämpft mit ihrer Müdigkeit. So jung und schon so ausgebrannt! Dabei schätze ich sie gerade mal auf Anfang 30. Doch chronische Müdigkeit ist unter Ärzten ein weit verbreitetes Problem. Die biologische Uhr kommt völlig durcheinander. Der Alterungsprozess wird rapide beschleunigt. Das Lebensende kommt auf leisen Sohlen. Ein entschuldigender Blick ihrerseits und die angeordneten Medikamente können gegeben werden.

Frau F. bekommt alle gängigen Medikamente gegen Luftnot gespritzt, aber es tritt keine deutliche Besserung ein, mit der wir zufrieden sein könnten. Ziehen wir sie also erst einmal aus.

Es dauert eine Weile, bis wir die Brust freigelegt haben. Die meisten Menschen ziehen mit zunehmendem Alter eine Schicht mehr an – die altbewährte Zwiebeltechnik gegen Kälte. Die Anzahl der Kleidungslagen wächst also proportional zu den Lebensjahren. Das Ende bleibt jedoch immer das Gleiche: Welke Haut wird in eine hautfarbene Korsage, die gefühlt 100 Metallhaken hat, geschnürt und damit in Form gehalten.

Tim, der mit stolzer Brust behauptet, das Öffnen eines BHs mit zwei Fingern zu beherrschen, denkt, es sei ein Leichtes, dieses Kleidungsstück aufzumachen. Aber ich kann euch sagen, man unterschätzt die Spannung. Die vielen Bügel und Haken halten einiges zusammen. Die altbewährte Zweifingertechnik reicht hier nicht aus, es sei denn, man kann mit seinen Fingern auch Nüsse knacken.

Was habe ich gesagt: Tim muss natürlich kapitulieren und wieder muss frau selbst ran. Aber zurück zu unserer von Luftnot geplagten Patientin.

Gemeinsam gehen Tim und ich beherzt zur Sache, um ihr das gemusterte Krankenhaushemd über den Rücken zu ziehen. Plötzlich erstarrt Tim, schaut mich wieder mit großen Augen an und wird einen Hauch blasser um die Nase. Vorsichtig schaut er auf seine Hände und sieht das braune Glück, in das er soeben gegriffen hat. Ups!

Schnell checke ich meine Hände. Gott sei Dank, diesmal habe ich an die Handschuhe gedacht.

Zuerst sind wir pikiert, dann lachen wir kräftig. Schließlich soll man das Glück ja auf Händen tragen. Besser kann es nicht laufen.

Nur Frau F. geht es immer noch nicht besser. Ihre Haut ist bläulich lila. Alarm! Sind andere Lungenerkrankungen der Patientin bekannt? Nein. Ein laut pfeifendes Geräusch ist bei jedem Heben und Senken ihres Brustkorbs zu hören. Wir gehen erst mal vom Schlimmsten aus, möglicherweise hat sie einen Tumor im Kehlkopfbereich.

Die Internistin alarmiert Dr. Joch, den diensthabenden HNO-Arzt. Vielleicht hat er noch eine Idee.

Ist dir eigentlich mal aufgefallen, dass viele Menschen Berufe gewählt haben, die zu ihren Nachnamen passen, sei es nun bewusst oder unbewusst so gewählt? Ein Beispiel ist eben dieser Dr. Joch, denn auch das Jochbein gehört in seinen Fachbereich.

Jeder Mitarbeiter des Gesundheitswesens hat Vorlieben für bestimmte Fachgebiete. Aber ehrlich gesagt zählt die Hals-Nasen-Ohren-Heilkunde nicht zu meinen Favoriten. Und wer denkt, dass Ohrenschmerzen dramatisch sind, der täuscht sich gewaltig – es geht noch viel schlimmer.

Im Bereich des Halses gibt es zum Beispiel eine Vielzahl exulzerierender Karzinome, denen ich bei meiner Arbeit als Krankenschwester nicht unbedingt begegnen möchte. Damit ist eine bösartige Form von Krebs gemeint, der im Halsbereich undifferenziert von innen nach außen wuchert. Das ist für alle Beteiligten schrecklich und selbst beim medizinischen Personal nichts für empfindsame Gemüter. Diese Art von Krebs kann höllische Schmerzen verursachen. Der Betroffene kann kaum essen, jeder Schluckversuch wird zur Qual.

Die auffliegende Tür reißt mich – und offensichtlich auch Tim – aus den Gedanken. Herein stürmt Dr. Joch mit seinem Mobilkoffer, in dem jede Menge gruselige Instrumente verstaut sind. Mit denen kann man alle Öffnungen rund um das Gesicht untersuchen.

Ich denke mir: Wow, ein hübsches Exemplar, der Herr Doktor! Was für ein Knackarsch in dieser weißen Hose. Der kann mich auch mal näher untersuchen.

Als ob er meine Gedanken lesen könnte, werde ich von ihm mit einem vielsagenden Blick begrüßt. Denk jetzt aber bloß nicht, ein weißer oder grüner Kittel könnte jedem Mann eine erotische Aura verleihen. Pustekuchen! Kleider machen nicht immer Leute.

Das Prachtexemplar von Mann holt ein Endoskop mit Lampe und eine dünne Zange, eine Art Pinzette, hervor. Hm, sieht aus wie eine Grillzange. Sie erinnert mich an das Wochenende, als ich mit meinen Freunden saftige Fleischstücke auf den Grill gehauen habe.

Dr. Erotik beugt sich über Frau F. und steckt ihr die Zange tief in den Hals. Tims und meine Aufgabe ist es, den Kopf der Patientin gut festzuhalten, damit sie nicht so viel herumwackelt. Aber Frau F. wehrt sich. Sie hat ziemliche Angst. Erst die Luftnot, die sie in Panik versetzt, und jetzt auch noch dieses schreckliche Instrument – das ist zu viel für sie. Verzweifelt windet sie ihren Kopf hin und her. Wir brauchen viel Kraft, um sie ruhigzustellen.

Ich rufe laut: »Frau F., halten Sie bitte still, damit der Doktor in Ihren Hals schauen kann! Wir wollen doch nur, dass es Ihnen besser geht!«

Frau F. ist im Gesicht rot wie eine Tomate. Sie will schreien, kann aber nicht. Jeder Versuch endet in einem beängstigend klingenden Röcheln.

Gleich hört sie auf zu atmen, denke ich und bekomme es mit der Angst zu tun. Ich habe keine Lust auf eine Reanimation. Meine Hände haben sich fest um den Kopf der Patientin gekrallt, um sie einigermaßen zu bändigen.

»Dr. Joch, beeilen Sie sich. Frau F. erstickt jeden Moment«, rufe ich.

Die »Grillzange« steckt tief in ihrem Hals. Dr. Erotik beeindruckt das Gezappel der Patientin überhaupt nicht. Er kann gut fummeln. Fein säuberlich holt er Frau F. etwas aus dem Rachen heraus. Was ist das? Es sieht aus wie Fleisch. Da steckte ihr ein riesiges Stück Leberkäse im Hals – kein Wunder, dass sie keine Luft bekam.

Lautstark und schwallartig übergibt sich die Patientin quer durch den Raum. Alle springen zur Seite. Nur einer schafft es nicht. Erinnerst du dich: Glück kommt selten allein. Aller guten Dinge sind drei. Armer Tim!

Ans Tageslicht kommt der gesamte Inhalt eines Kühlschranks: ein paar riesige Stücken Leberkäse, jede Menge Rührei, eine halbe Packung Wiener, ein paar Brocken Salami. Die reinste Fressorgie muss das gewesen sein. Das hätte für ein Picknick für das gesamte Team der Notaufnahme gereicht.

Ich stelle mich näher an Dr. Erotik heran. Er duftet herrlich nach edlem Männerparfum. Ob er mich wohl auch mal durchchecken würde?

Alle schauen gebannt auf den Überwachungsmonitor, auf dem alle Vitalzeichen unserer Patientin mit Hilfe verschieden-

‚farbiger Kurven angezeigt und überwacht werden. Die Sauerstoffsättigung des Blutes von Frau F. steigt von eben noch mageren 82 Prozent wieder auf 100 Prozent. Perfekt!

Die Hautfarbe der Patientin wechselt von Dunkelblau zu Rosig. Auch das beängstigende Röcheln hat aufgehört; Frau F. atmet wieder normal. Tapfer hält sie ihre Kotztüte in der linken Hand. Mit ihrer Rechten wischt sie sich den Mund mit einem kalten Lappen ab.

Während unsere Putzfrau Betty den riesigen Haufen Erbrochenes auf dem Boden mit einem »Ab morgen ist Schluss, ich suche mir einen anderen Job« beseitigt, denke ich mir: Guten Appetit!

2. KAPITEL

BITTE SPÄTER NOCH MAL ANKLOPFEN!

Sie haben keinen Termin

Von Anna

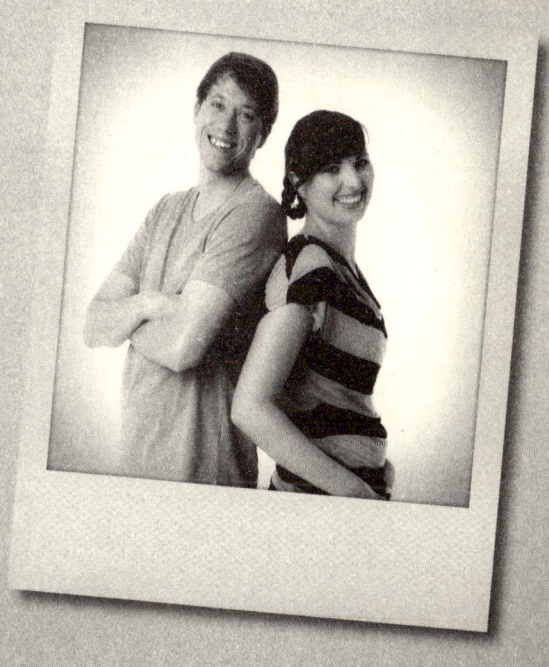

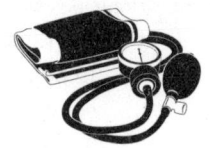

Mist, ich bin viel zu früh auf der Arbeit. Na ja, dann hol ich mir erst mal frische Wäsche.

Ich gehe durch die weit verzweigten Krankenhausflure und das Treppenhaus von der ersten Etage in den Keller. Dort steht unser Wäscheschrank. Auf dem Weg sehe ich in einer verspiegelten Glastür, dass es Zeit ist, den Lipgloss noch einmal aufzufrischen.

Ob Dr. Frederick heute wohl Dienst hat? Hoffentlich, denn der attraktive Unfallchirurg ist mein einziger Lichtblick. Als ich eben am Wartebereich der Notaufnahme vorbeiging, sah ich schon wieder die vielen erwartungsvollen Gesichter der Patienten.

Mit frischer Arbeitskleidung mache ich mich auf den Weg zurück zur Umkleidekabine, wieder hoch in die erste Etage. Zum Glück zieht sich dort gerade keine meiner Kolleginnen um, so kann ich meinen Gedanken noch ein paar Minuten freien Lauf lassen.

Im Durchschnitt besucht ein Mensch dreimal im Leben eine Notaufnahme. Das habe ich mal irgendwo gelesen. Ich selbst musste zum Glück noch nie in der Notaufnahme behandelt werden und kenne in meinem persönlichen Umfeld auch niemanden, der gesundheitlich schon mal in ernsthafter Gefahr schwebte.

Entgegen der Annahme vieler ist eine Notaufnahme primär für die Erstversorgung Schwerkranker und -verletzter zuständig. Aber immer wieder suchen Menschen eine Notaufnahme auf, um sich vorsorglich durchchecken zu lassen. Dabei stehen die Bezeichnungen »Erste Hilfe«, »Rettungsstelle« oder »Notaufnahme« eigentlich für sich. Sich durchchecken lassen kann man ambulant beim Hausarzt, wenn keine ernsthafte Gefahr besteht.

Viele Menschen scheint aber zu stören, dass man da so lange auf einen Termin warten oder erst einmal quer durch die Stadt muss, vor allem wenn man gleich mehrere Fachärzte besuchen möchte. In unserer schnelllebigen Gesellschaft muss alles immer sofort passieren. Also stellt man sich lieber in der Notaufnahme vor. Das scheint deutschlandweit ein Trend zu sein, egal ob einen Kopf- und Gliederschmerzen oder ein Schnupfen plagt.

Als Angestellte in einer Notaufnahme darf ich die Behandlung eines Patienten nicht ablehnen, auch wenn der Grund seines Besuchs noch so banal erscheint. Eine Blase am Finger kann einen schon quälen, ich weiß. Aber Schwerkranke und -verletzte müssen zuerst behandelt werden.

Leider verstehen Patienten mit einer Blase am Finger, einem eingerissenen Splitter oder einem Schnupfen oft nicht, warum sie so lange warten müssen. Sie meinen, sie seien ja wohl auch ein dringender Notfall.

Wie soll ich nun darauf reagieren? Soll ich sagen: »Entschuldigung, der Patient, der gerade im Behandlungsraum untersucht wird, hat ›nur‹ sein Bein verloren. Er gibt zwar nicht an, ein Notfall zu sein, aber das viele Blut würde so unschön im Wartebereich aussehen.«? Wohl kaum. Also heißt es tief durchatmen und den Unmut der anderen Patienten ertragen.

Ich denke, an dieser Stelle sind ein paar Erklärungen notwendig. Wenn ein Patient in die Notaufnahme kommt, wird er je nach Behandlungspriorität in eine bestimmte Gruppe eingestuft, und zwar nach dem Manchester-Triage-System. Dabei werden nachvollziehbare subjektive (zum Beispiel Schmerzaussage des Patienten, Bewusstseinszustand, Blutverlust) und objektive (Blutdruck, Puls, Sauerstoffsättigung des Blutes etc.) Indikatoren beachtet, die eine erste Einschätzung seines Zustands zulassen. Die annehmende Pflegekraft notiert die Einstufung auf dem Dokumentationsbogen.

Ein Patient kann in fünf verschiedene Gruppen eingestuft werden, die mit Farben gekennzeichnet sind: rot, orange, gelb, grün und blau. Vorgegebene Tabellen zu bestimmten Krankheitsbildern und ihren entsprechenden Hauptsymptomen erleichtern dabei die Einstufung. Je nach Farbe muss ein Patient unterschiedlich lange auf seine Behandlung warten.

Bei Rot muss sofort gehandelt werden. Auch orange Fälle sind sehr dringend. Gelb bedeutet, dass dringend eine Behandlung erfolgen sollte, sie kann aber den primären Versorgungsfällen untergeordnet werden. Wer als grün eingestuft wurde, muss längere Wartezeiten in Kauf nehmen.

Blaue Patienten müssen am längsten warten. Oder sie schlafen ihren Rausch aus. Letzteres bezieht sich dann aber eher auf ihren subjektiven Zustand als auf die Eingruppierung nach dem Manchester-Triage-System. Doch Vorsicht: Man muss beachten, dass auch Betrunkene in Lebensgefahr schweben können.

Generell sollte man niemanden von vornherein in eine bestimmte Schublade stecken. Deswegen ist die Messung bestimmter Indikatoren ein guter Anhaltspunkt, um den Zustand eines Patienten einschätzen zu können. Vieles sagt einem aber auch das persönliche Bauchgefühl oder die Erfahrung, die man im Laufe der Berufsjahre gesammelt hat.

Gerade für junge Pflegekräfte mit weniger Berufserfahrung eignet sich die Einstufung nach dem Manchester-Triage-System ganz gut. Ich denke aber, dass erst das Bauchgefühl, die Erfahrung und das Manchester-Triage-System zusammen unschlagbar sind.

Wenn der Patient nach Ablauf seiner Wartefrist immer noch nicht behandelt wurde, wird er neu eingestuft. Manchmal wird er dann einer andersfarbigen Gruppe zugeordnet. Aber natürlich werden die Patienten auch kontinuierlich beobachtet, damit man schnell reagieren kann, falls es dem ein oder anderen plötzlich schlechter gehen sollte.

Ein wichtiger Grund, warum ich mich für die Arbeit in der Notaufnahme entschieden habe, ist die Abwechslung im Arbeitsalltag, ich nenne sie mal routinierte Abwechslung. Man macht zwar oft das Gleiche, trotzdem hat jede Behandlung einen anderen Hintergrund. Das ist das Spannende an meiner Arbeit.

Neben der Versorgung der Notfälle habe ich auch organisatorische Pflichten. Darunter fällt zum Beispiel das Bestücken der Behandlungsräume mit Materialien, die täglich verwendet werden. Auch die Patientenübergabe an die Kollegen der nächsten Schicht ist sehr wichtig, denn sie müssen über alles informiert werden, das aber in nur kurzer Zeit.

In den acht Stunden einer Schicht ist alles möglich. Wie beim Kartenspiel wird täglich neu gemischt. Mal erwischt man ein Ass, manchmal aber nur den Schwarzen Peter. Die Stimmung in der Notaufnahme kann innerhalb kürzester Zeit von freundlich-gelassen zu hochbrisant umschlagen. Natürlich sind alle Stimmungen dazwischen auch möglich.

Stell dir mal vor, du sitzt gemütlich in deinem Wohnzimmer und plötzlich fallen 40 teils gut, teils mies gelaunte Menschen ein. Ich brauche diesen Adrenalinkick. Zu Beginn meines Dienstes habe ich keine Ahnung, welche Herausforderungen auf mich zukommen werden. Erst nach acht meist anstrengenden Stunden kann ich wieder relaxen. Dann habe ich endlich ein bisschen Zeit für mich. Ich bin schließlich der wichtigste

Mensch in meinem Leben. Wenn es mir gut geht, habe ich auch Kraft, für andere Menschen da zu sein.

Zu den Themen Herausforderung und Überraschung fällt mir noch unser Notfalltelefon ein. Es ist ein altes, harmlos aussehendes Schnurtelefon mit schwarzer Wählscheibe, das in unserer »heiligen« Anmelde- und Arbeitsbeschaffungszentrale steht und mit einem schrillen Klingeln Alarm schlägt. Man hört dieses laute Geräusch überall in der Notaufnahme. Wenn du mal mit einem Notarzt, der Feuerwehrleitstelle oder manchmal auch mit einem aufgeregten Feuerwehrmann reden möchtest, dann nichts wie ran an das Notfalltelefon.

Meist werden über dieses Telefon schwer kranke oder verletzte Patienten angekündigt. So haben die Mitarbeiter der Notaufnahme Zeit, sich auf eine optimale Behandlung vorzubereiten. Denn wenn der Patient erst einmal da ist, muss alles möglichst schnell gehen.

Nehmen wir mal an, über das Notfalltelefon wird ein Patient mit Polytrauma und Intubation angekündigt. Das heißt, er hat mehrere schwerwiegende, teils lebensbedrohliche Verletzungen und wird künstlich beatmet. Für das Vorgehen in einem solchen Fall gibt es einen Leitfaden, der nach den Richtlinien abgearbeitet wird.

Nach dem Telefonat informiert der Mitarbeiter, der den Anruf entgegengenommen hat, alle diejenigen, die für die Behandlung nötig sind. Im genannten Beispiel wären das ein Unfallchirurg, das Anästhesieteam, Mitarbeiter der Radiologie und zwei Pflegekräfte. Beim Eintreffen des angekündigten Patienten sollten sie sich bereits im Schockraum befinden.

Der Unfallchirurg untersucht dann mit einem Ultraschallgerät den Bauch des Patienten. Er möchte ein stumpfes Bauchtrauma mit eventuellen inneren Blutungen ausschließen. Das Anästhesieteam sollte bei Eintreffen eines beatmeten Patienten oder im Falle der Notwendigkeit einer Intubation immer im Schockraum anwesend sein, ebenso die Mitarbeiter der Radiologie.

Ansonsten gibt es je nach Situation viele Variationsmöglichkeiten. Ein Patient mit einem Messerstich im Bauch, der noch dazu in eine Schlägerei verwickelt war, wird beispielsweise als rot eingestuft. Da kann es schon sein, dass mehrere Pflegekräfte, ein Unfallchirurg, ein Bauchchirurg, ein Radiologe, das Anästhesieteam und ein Neurochirurg anwesend sind.

Du siehst, hier ist nichts mit gemütlich abhängen. Das Wohnzimmer ist jetzt voll. Es gibt übrigens Patienten, die kämpfen bewusst oder unbewusst mit großem Eifer und bewundernswerter Kraft um ihr Leben. Dann gibt es wiederum andere, die ihres Lebens überdrüssig sind und sich ganz schnell aufgeben.

Ein Blick auf die Uhr reißt mich aus meinen Gedanken. Jetzt muss ich aber los! Die gestärkte weiße Arbeitswäsche habe ich angezogen, das Stethoskop um den Hals gelegt und den Lipgloss noch mal aufgefrischt. Ich mache mich auf den Weg in den Aufenthaltsraum, denn dort gibt es meist frischen Kaffee.

Mit dem heißen Kaffeebecher in der Hand trotte ich in die Notaufnahme zum Schichtbeginn. Es folgt eine hastige Übergabe von Pfleger Bobby aus der Frühschicht. Sicher möchte er noch eine Zigarette lang über sein unspektakuläres Leben philosophieren. Na gut, von mir aus. Kurze Zeit später bin ich auch schon bei der Arbeit.

Tim lehnt lässig am Türrahmen und beobachtet mich.

»Ein netter, gut aussehender Mann im Nebenraum fragt nach dir.«

Das lässt mich den Dokumentationsbogen, den ich gerade ausfülle, für einen Moment vergessen. Da ich eh nur schnell etwas notiert habe und im Moment keine Patienten betreuen muss, folge ich Tim.

Neugierig betrete ich den Behandlungsraum nebenan und versuche, die Situation schnell zu überblicken. Tim steht bereits neben der Trage. Mein Blick fällt auf einen riesigen aufgeblähten Bauch, der mit den unterschiedlichsten Tattoos übersät ist. Alle sehen irgendwie selbst gestochen aus, aber sie sind nicht dunkelblau bis schwarz wie in den alten Seemannszeiten, wo ein Tattoo noch eine ganz andere Bedeutung hatte. Diese hier schimmern eher hellblau bis rot auf der blassen Haut. Das Repertoire erstreckt sich von nackten Damen über Totenköpfe bis hin zu intellektuellen Ergüssen wie: »Einmal Assi – immer Assi!«

Moment mal, diese Landkarte kenne ich doch. Den Namen und die Lebensgeschichte dazu auch. Nur das Geburtsdatum ist mir gerade entfallen, aber ich glaube, der Patient auf der Trage ist 31 Jahre alt. Auch wenn man es nicht glauben mag, eine Notaufnahme hat Stammkundschaft.

»Danke, Tim, dass du mir Bescheid gegeben hast«, sage ich und kann mir einen ironischen Unterton nicht verkneifen.

Ich trete an die Trage und begrüße den Patienten mit Namen. Herr S. schaut mich mit großen Augen an und erinnert sich unerfreulicherweise ebenfalls an meinen Namen. Das ist eben die Sache an der Arbeit in einem Krankenhaus – die meisten Leute sind so krank, dass man sie mehrmals trifft.

»Und diesmal?«, lautet meine Frage zur Einleitung der kurzen Anamnese.

»Schwesterchen«, antwortet er, »ich habe ein paar Stechäpfel gefuttert.«

In seinem Atem riecht meine Nase C_2. Natürlich muss es richtig heißen: C_2H_5OH. Das ist die chemische Formel für Alkohol. Wenn ein Patient getrunken hat, heißt es bei der Übergabe zwischen Feuerwehr und Notaufnahme dann aber oft nur: C_2.

Viele Menschen haben sofort gewisse Vorurteile im Kopf und der Patient wird als Alkoholiker abgestempelt. Aber auch eine Hypoglykämie, also ein niedriger Blutzuckerspiegel, kann ähnliche Symptome hervorrufen: Lallen, Schwanken, Desorientiertheit, um nur einige zu nennen. Das bedeutet, dass man einen Schwips haben kann, obwohl man nicht betrunken ist. Stattdessen ist der Blutzuckerspiegel gefährlich gesunken. Dies verdeutlicht noch einmal, wie wichtig die Messung bestimmter Vitalparameter ist.

Aber nun zurück zu der Geschichte meines alten Bekannten Herr S. Ich rieche jede Menge Schnäpse in seinem Atem. Hinzu kommt der von ihm angegebene Genuss von Stechäpfeln.

Als Pflegekraft in der Notaufnahme sieht man im Laufe seines Arbeitslebens Hunderte betrunkene, bekiffte und zugedröhnte Menschen. Patienten mit einer sogenannten Mischintoxikation – die also verschiedene Substanzen, zum Beispiel Tabletten und Alkohol, eingenommen haben – landen oft auf der Überwachungs- oder Intensivstation. Durch ihren meist stark verminderten Bewusstseinszustand sind sie nur eingeschränkt geschäftsfähig und können ihren Zustand oft selbst nicht mehr richtig einschätzen. Doch die meisten dieser Patienten sind schon am nächsten Tag wieder fitter und ziehen von dannen, wo auch immer es sie hinführt.

Auf Anweisung unserer Internistin Frau Dr. Stumpf rühre ich in diesem Fall nun Kohlestaub in Wasser an. Das soll der Patient trinken, damit die Gifte in seinem Körper gebunden werden.

Zielsicher führt Herr S. die schwarze Plörre zum Kinn statt zum Mund. Bei Versuch Nummer zwei landet ein großer Schluck im geöffneten Hemdkragen. Erst beim dritten Mal klappt es. Tja, bei einer Verkehrskontrolle wäre Herr S. wohl durchgefallen.

An seinem Gesichtsausdruck sehe ich, dass es ihm nicht besonders mundet. Nun ja, die schwarze, krümelige Brühe würde mir vermutlich auch nicht schmecken. Doch dann verzieht er den bärtigen Mund zu einem breiten Grinsen und strahlt mich an. Dass seine Zähne mit Kohle belegt sind, übersehe ich mal.

Mit schielendem Blick in meine Richtung lässt er lallend verlauten: »Wow, vier schicke Schwestern sind heute für mich zuständig.«

Diesen Moment lasse ich auf mich wirken, er zaubert mir ein Lächeln ins Gesicht. Situationskomik auf der Arbeit ist doch etwas Schönes.

Dann begleite ich Herrn S. mit seinem breiten schwarzen Dauergrinsen auf die Überwachungsstation und übergebe ihn vorbildlich an die Kollegen. Auch sie scheint er mit seinen schwarzen Zähnen alle zu bezaubern.

Ich mache mich auf den Rückweg. Wie immer könnte ich jetzt darüber nachdenken, was ich heute nach dem Dienst vielleicht noch machen werde. Zeit hätte ich ja, während ich langsam durch die Flure schlurfe. Aber stattdessen kommt mir noch eine Situation in den Sinn, die ich mal während der Arbeit erlebte und die ganz gut zum Thema Drogenkonsum passt.

Sehr spannend war es, als Frau Dr. Stumpf einem Patienten mal das Gegenmittel für Heroin spritzte. Der Typ war mental in anderen Sphären unterwegs, lag aber medizinisch gesehen sabbernd auf seiner Trage, hatte unter sich gemacht und atmete nicht ausreichend, zu selten und zu flach. Also bekam er das Medikament von Frau Dr. Stumpf gespritzt und wurde von einem Häufchen Elend zu einem unberechenbaren Irren.

Kaum lief der letzte Tropfen durch den Zugang in seine Vene, veränderte sich sein Bewusstseinszustand. Er erwachte und innerhalb von einer Sekunde sprang er von der Waagerechten in die Senkrechte. Seine Pupillen waren winzig klein und so umrandet von einer eisblauen Iris wirkten sie leicht gruselig.

Der Patient stand nun also auf der Trage, schaute sich im Raum um und fuchtelte wild mit den Armen herum, als sei ein Dämon in ihn gefahren. Er schien uns nicht zu bemerken und murmelte ununterbrochen in einer Sprache vor sich hin, die weder Frau Dr. Stumpf noch ich verstehen konnten. Dann breitete er theatralisch die Arme aus. Durch die OP-Scheinwerfer im Hintergrund hatte er nun etwas Engelsgleiches. Langsam ließ er sich mit seinen ausgebreiteten Armen nach vorn in Richtung Boden fallen.

Wir zwei Zuschauer des Spektakels hielten vor Entsetzen die Luft an und machten schnell einen großen Schritt nach vorn, um ihn aufzufangen. Die Situation hatte etwas von einem Rockkonzert, nur dass wir es nicht mit einem heißen Bandmitglied zu tun hatten. Aber immerhin atmete er wieder richtig!

Das gleiche Spiel betrieb er dann noch gefühlte zwanzig Mal, wobei er immer eine andere Seite zum Absprung wählte, sodass Frau Dr. Stumpf und ich im Kreis um die Trage herumhetzen mussten. Wir schwitzten und keuchten ganz schön.

Zum Dank beschwerte sich der Patient im Nachhinein auch noch schriftlich: Der Trip sei so teuer gewesen und wir hätten ihn viel zu zeitig heruntergeholt.

Doch zurück zur Gegenwart: Ich habe gerade die Anmelde- und Arbeitsbeschaffungszentrale betreten, als das Notfalltelefon klingelt. Alle Anwesenden schrecken kurz auf, dann nimmt Schwester Andrea den Hörer ab.

Währenddessen sitzt Dr. Frederick lässig wippend auf seinem Bürostuhl und winkt mich zu sich heran. Der Unfallchirurg hat also tatsächlich Dienst. Ich zupfe meinen Kasack, so nennt man das Oberteil der Arbeitskleidung, zurecht und lächle ihn an.

»Du, Anna, bevor es an die Arbeit geht, möchte ich dir noch eine Frage zu einem anderen Fall stellen.«

»Okay, dann schieß mal los!«, sage ich voller Vorfreude auf das, was nun kommen wird.

»Ein Mann und eine Frau kommen in die Notaufnahme. Sie hat Verbrennungen auf dem Rücken und eine kleine Platzwunde am Kopf und er hat Verletzungen am Penis. Was ist passiert?«

Forschend schaue ich ihm in die Augen. Nur ein kleines Zucken seiner Grübchen verrät mir, dass die Antwort auf jeden Fall dreckig ist. Ich lasse ihm den Spaß.

»Keine Ahnung. Erzähl mal!«

Dr. Frederick grinst schelmisch. Dabei bekommt er immer so süße Grübchen. Ich schaue ihm tief in die Augen und höre gespannt zu, als er mir nun die ganze Geschichte offenbart.

»Also, die beiden wollen sich einen schönen Abend machen. Er steht am Herd und brät Eierkuchen, während sie vor ihm kniet und ihm einen bläst. Leider fällt ein Eierkuchen beim Wenden auf ihren nackten Rücken. Als Reaktion auf den Schmerzreiz beißt sie zu. Daraufhin haut er vor Schreck unkontrolliert die Pfanne gegen ihre Stirn. Und was lernen wir daraus? Die heißen, fettigen Sachen lassen wir bei solchen Spielchen lieber weg!«

Da ich mir solche Situationen immer nur allzu lebhaft vorstellen kann, muss ich erst einmal herzhaft lachen und wische mir anschließend die Tränen aus den Augenwinkeln. Wahrscheinlich bin ich jetzt knallrot im Gesicht. Oje, rot wie eine Tomate – wie peinlich!

Dr. Frederick hat ein Faible für solche brisanten Geschichten und verlängert damit fast täglich meinen Katalog der Dinge, die man beim Liebesspiel lieber sein lassen sollte. Über die Jahre hat er da allerhand Wissen angesammelt. Wer schon einmal Wäscheleinen aus Harnröhren geangelt oder Patienten aufgrund einer vergessenen Sicherheitsnadel in der Harnröhre behandelt hat, der wundert sich nicht mehr über all die möglichen und unmöglichen Dinge, zu denen der Mensch fähig ist.

Glaubt man Dr. Fredericks Geschichten, sind viele Dinge sozusagen für den Arsch: Billardkugeln, Glühlampen, Schleifsteine, Creme-Proben und, und, und. Die Wissenschaft hat offenbar recht: Schwarze Löcher schlucken sämtliche Materie. Natürlich darf bei den analen Gelüsten die altbewährte Flasche nicht fehlen. Sie ist in diversen Größen und Formen erhältlich, da ist für jeden was dabei. Fast könnte man meinen, die Leute halten sich für Pfandautomaten.

Allen Gegenständen ist übrigens gleich, dass sie auf wundersame Weise, natürlich immer ohne das Zutun des Geschädigten, in den Körper gelangen. Da können wir nur hoffen, dass wir nicht mal zufällig mit heruntergelassener Hose auf eine Flasche fallen. Und wenn man ganz großes Pech hat, ist auch noch der Deckel der Flasche verschwunden. Durch das Vakuum saugt sich die Flasche dann schön fest im schwarzen Loch. Oje, und das muss in der Notaufnahme auch noch erklärt werden. Na dann, viel Spaß!

Nachdem ich also Dr. Fredericks neueste Geschichte gehört habe, gehen wir zusammen in den Schockraum. Gleichzeitig rollten der Notarzt, Dr. Lutz Bernhard, und eine vier Mann starke Truppe von Feuerwehrleuten mit dem angekündigten Patienten durch die Einfahrt.

Was hatte der Notarzt vorhin am Notfalltelefon noch mal gesagt? Ach ja, stimmt: Der Patient ist gestürzt und es besteht der Verdacht auf einen gebrochenen Unterschenkel. Er wird als orange eingestuft, da mehrere schwerwiegende Verletzungen sowie Blutungen nicht auszuschließen sind.

Wir sehen einen sehr hageren Mann auf der Trage liegen. Er ist circa 1,70 Meter groß und hat grau gelocktes Haar. Sein Gesicht ist stark eingefallen, wodurch seine Wangenknochen und Augäpfel hervorstehen. Er wirkt traurig.

Während wir um den Patienten herumstehen, hält Dr. Lutz Bernhard seinen Monolog: »Patient, 65 Jahre alt, aus der Wohnung mit Verdacht auf Unterschenkelfraktur ...«

Dabei würdigt er mich wie immer keines Blickes. Ich mag ihn nicht, diesen Notarzt. Also ignoriere ich ihn genauso wie er mich und widme meine Aufmerksamkeit voll und ganz dem Patienten, der nun umlagert ist. Dr. Lutz Bernhard hat uns alles Notwendige übergeben und verschwindet mit seiner Feuerwehrtruppe wieder aus dem Schockraum.

Gemeinsam entkleiden Dr. Frederick und ich den dünnen Mann. Am Hals entdecken wir Würgemale und am Unterschenkel gibt es offensichtlich eine geschlossene Fraktur. So nennt man einen Bruch, bei dem der Knochen nicht durch die Pelle guckt.

Dr. Lutz Bernhard hat unterwegs schon einen venösen Zugang gelegt, aus diesem nehme ich Blut ab. Anschließend bekommt der Patient eine schmerzstillende Infusion, bevor wir den Unterschenkel mittels einer Kunststoffschiene für das Röntgen ruhigstellen. Währenddessen beginnt Dr. Frederick mit der Anamnese.

»Herr P., was ist passiert?«

Das Gesicht des Patienten verdunkelt sich unmerklich, eine unheimlich große Last scheint auf seinen Schultern zu liegen.

Erneut versucht es Dr. Frederick: »Können Sie mir sagen, was heute passiert ist?«

Der Damm scheint zu brechen und Herr P. erzählt: »Meine Frau ist vor einem Jahr gestorben und ich wollte heute zu ihr. Also habe ich ein paar Schlafmittel genommen, bin auf eine Leiter geklettert und habe den Gurt am Balken im Wohnzimmer befestigt. Ich wollte mich aufhängen, aber der Gurt ist gerissen. Und jetzt habe ich mir bestimmt das Bein gebrochen. Verdammter Mist!«

Ich schaue Dr. Frederick an. Offensichtlich ringt auch er um eine Antwort.

Dann sieht er Herrn P. in die Augen und sagt: »Der liebe Gott wollte Sie noch nicht, da müssen Sie wohl später noch mal anklopfen.«

3. KAPITEL

FUCKING SITUATION

Oder: »Werde ich wieder gesund?«

Von Tim

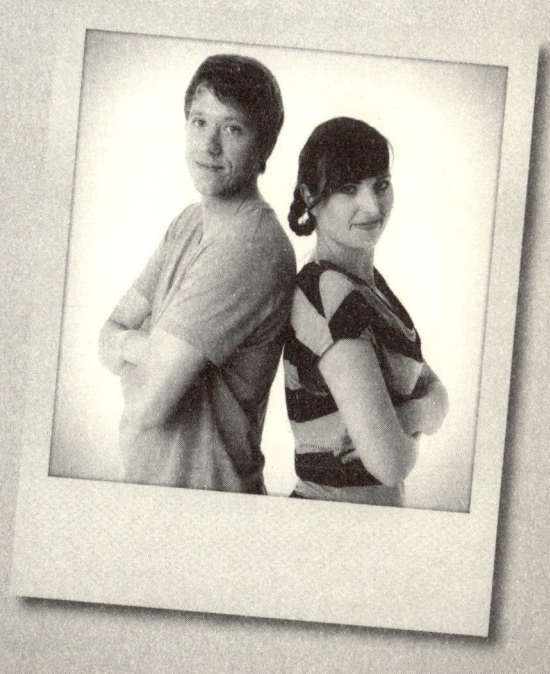

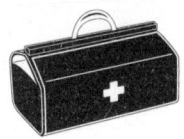

Bekanntlich wiederholt sich vieles im Leben. Wie an jedem Arbeitstag stehe ich auch heute neben dem Kaffeeautomaten und gebe mich meinen Tagträumen hin.

Das monotone Blubbern und Knattern erzeugt eine meditative Stimmung im Aufenthaltsraum. Frischer Kaffeeduft steigt empor und verstärkt das Ganze. Er verbreitet eine wohlige Atmosphäre – wie in der Werbung, wenn die Welt so unberührt und schön erscheint. Gemächlich sehe ich zu, wie nacheinander zwei Tassen mit Kaffee gefüllt werden, und freue mich wie ein kleines Kind, das ein neues Spielzeug bekommt, auf den bevorstehenden Gaumengenuss.

Obwohl die Tassen mittlerweile voll sind und das Knattern aufgehört hat, verweile ich noch einen Augenblick lang in dieser meditativen Stimmung, bevor ich wieder zurück muss zur Anmelde- und Arbeitsbeschaffungszentrale. Ganz ehrlich, heute habe ich null Bock auf Arbeit. Ich würde lieber die Beine hochlegen und die ruhigen Seiten des Lebens genießen – ein spannendes Buch lesen oder viereckige Augen vor der Glotze bekommen.

Schon heute Morgen war ich total übermüdet: Auf dem Weg vom Bett ins Badezimmer, vom Bad in die Küche, von der Küche in den Flur, vom Flur zur U-Bahn und die gesamte Fahrt über hatte ich keine Lust auf irgendetwas. Heute ist alles besser als

Arbeit, das denke ich schon den ganzen Tag lang, na gut, seit ein paar Stunden.

Aber was muss, das muss. Von nichts kommt ja bekanntlich nichts! Wenn ich mir etwas leisten möchte im Leben – darunter fallen zum Beispiel Urlaubsreisen in ferne Länder, ein Auto, das neueste i-Pad, ein Wochenendausflug und, und, und –, dann muss ich wohl oder übel auch etwas dafür tun.

Wenigstens bleibt mir dieser kurze, aber wertvolle Augenblick vor dem Kaffeeautomaten. Danach kann ich mich wieder pflichtbewusst an die Arbeit machen. Wie die Ruhe selbst schlurfe ich also mit zwei Tassen voll gut riechendem, dampfendem Kaffee den Gang entlang zurück zur Anmelde- und Arbeitsbeschaffungszentrale.

Heute hat Anna das große Los gezogen: Sie arbeitet an vorderster Front und ist für die Einstufung der Patienten zuständig. Manchmal muss man sich das einfach vorstellen wie auf einem Schlachtfeld, wenn jeder Verwundete jammert und schreit. Da muss der Sanitäter auch entscheiden, bei wem es notwendig ist, sofort zu handeln, weil der Sensenmann schon seine Messer wetzt, oder wer noch warten kann.

Anna pickt die roten und orangefarbenen Fälle heraus, die oberste Priorität haben und möglichst schnell behandelt werden müssen. Dann sortiert sie die Akten der weniger akuten Fälle nach Dringlichkeit der Behandlung und Fachrichtung auf verschiedene Haufen. Sie nimmt alle Aufgaben entgegen, verteilt diese und stellt sich den Fragen und dem Unmut der Wartenden.

Viele Menschen glauben, man würde in der Notaufnahme schneller einen Arzt konsultieren können, wenn man mit der Feuerwehr eingeliefert wird. Das stimmt aber nicht. Jeder Patient, ob er mit der Feuerwehr gekommen ist oder sich selbst vorstellt, wird nach der Dringlichkeit seiner Behandlung eingestuft. Viele Patienten, die eine längere Zeit warten müssen, sind genervt.

Sie wollen sich das nicht gefallen lassen und beschweren sich unaufhörlich bei der Pflegekraft an der Anmeldung, heute also Anna. Und die redet sich den Mund fusselig, um die Patienten zu beruhigen.

Im Wartebereich hängen Hinweisschilder, die erklären, warum sich bei manchen Patienten die Wartezeit verlängert. Diese können oder wollen einige Leute aber offenbar nicht lesen, warum auch immer. Wahrscheinlich liegt es daran, dass sie sich in einer Ausnahmesituation befinden, weil sie durch ihre Erkrankung oder Verletzung so plötzlich aus ihrer Routine gerissen wurden. Da blenden manche offenbar alles um sich herum aus, haben einen Tunnelblick, konzentrieren ihre Gedanken auf sich selbst. Wer kann es ihnen verübeln. Aber das ist nur so eine Idee von mir, um das Verhalten der Patienten zu erklären.

Anna wirft mir flüchtig einen dankbaren Blick zu, als ich ihr unaufgefordert die Kaffeetasse vor die Nase stelle. Sie ist gerade im Gespräch mit einem Patienten.

»Ich will nicht stören. Bitte schön, Anna, für dich.«

»Das ist aber lieb, danke!«

Annas Mimik und Gestik zeigen mir, dass sie ziemlich genervt ist. Ich glaube, wir haben heute beide keine Lust auf acht Stunden Notaufnahme, aber zum Glück verläuft der Dienst bisher im »normalen«, alltäglichen Chaos.

Drei Stunden nach dem ersten Kaffee des Tages hat sich alles etwas beruhigt. Die meisten Patienten sind unterwegs zu verschiedenen Untersuchungen, andere warten auf ihre Laborergebnisse. Anna und ich haben beschlossen, uns einen zweiten großen Kaffee zu gönnen, und legen gedanklich gemütlich die Beine hoch – wir chillen, um es moderner auszudrücken.

Sie fragt mich, wie ich darauf gekommen bin, in der Notaufnahme zu arbeiten, und erzählt von einem Wahleinsatz in einer Uniklinik während ihrer Ausbildung zur Gesundheits- und Krankenpflegerin. Danach war ihr sofort klar, dass sie in keinem anderen Bereich der medizinischen Versorgung arbeiten wollte. Gewöhnliche und ungewöhnliche Menschen in außergewöhnlichen Situationen, das hatte es ihr angetan. Dass in der Notaufnahme auch viele Menschen mit »normalen« Krankheiten behandelt werden, war ihr jedoch klar geworden, als die erste Aufregung verflogen war. Heute kann ein großes Team mit Notarzt sie nicht mehr so schnell nervös machen und eine Ankündigung über das Notfalltelefon bringt sie ebenfalls nicht ins Schwitzen.

Ich selbst habe mich für die Arbeit in der Notaufnahme entschieden, weil man hier als Pflegekraft einfach enger mit den Ärzten zusammenarbeiten kann. Außerdem erfährt man am besten etwas über Krankheiten, wenn man genau in dem Moment beim Patienten ist, in dem sie ihn akut betreffen. Noch bevor er therapiert wird, sieht man das ganze Ausmaß einer Erkrankung mit all ihren Facetten. Man ist mittendrin statt nur dabei und erlebt die Möglichkeiten der Diagnostik Seite an Seite mit den Ärzten.

Dann schließt sich die Therapie an. Es ist immer wieder erstaunlich, wie viele Krankheiten und dazugehörige Therapiemöglichkeiten es gibt. Der menschliche Körper ist ein Wunderwerk der Natur – wie ein Schweizer Uhrwerk, das sehr fein abgestimmt ist und nur funktioniert, wenn man es hegt und pflegt.

Und dabei spielt der Beruf der Gesundheits- und Krankenpfleger eine große Rolle. Wir assistieren nicht nur den Ärzten, wir unterstützen und begleiten die Patienten auf dem Weg der Genesung. Wir beraten sie hinsichtlich ihrer Möglichkeiten, sich gesund zu erhalten. Gesundheitsvorsorge beziehungsweise -prävention sollte jedem Menschen ein enorm wichtiges Anliegen sein.

Unser Gespräch endet abrupt, als das Notfalltelefon klingelt. Aufgeschreckt wie zwei Hühner stehen wir von unseren bequemen Stühlen auf und gehen zum Telefon.

Anna meldet sich mit unserem Standardspruch: »Guten Tag, Schwester Anna, Notaufnahme …, was kann ich für Sie tun?«

Ich stehe direkt neben ihr, schaue sie an und warte gespannt auf ihre Ansage. Aufmerksam lauscht sie der Stimme, die durch den Hörer dröhnt. Doch dann huscht ein merkwürdiger Ausdruck über ihr Gesicht. Für den Bruchteil einer Sekunde sehe ich eine Sorgenfalte auf ihrer Stirn.

Sie legt auf und atmet kurz durch. Dann dreht sie ihren Kopf zu mir und starrt mich gleichzeitig besorgt, geschäftsmäßig und angespannt an.

»In circa fünf Minuten kommt das NEF. 17 Jahre, männlich. Zustand: nach Verkehrsunfall als Fußgänger vom Pkw angefahren, fünf Meter durch die Luft geschleudert nach Aufprall auf die Motorhaube, bisher nicht intubiert beziehungsweise beatmet, Kreislauf stabil.«

NEF ist die Abkürzung für Notarzteinsatzfahrzeug. Es hat einen Fahrer und einen Notarzt an Bord. Man könnte auch sagen, es ist ein Fahrzeug des Rettungsdienstes, das den Notarzt schnell zum Einsatzort bringt. Dort trifft er dann quasi im »Rendezvous-Verfahren« meist auf den Rettungstransportwagen (RTW), mit dem der Patient zu uns gebracht wird. Liebe Rettungsassistenten, entschuldigt bitte, wenn ich etwas Falsches von mir gebe.

Sofort ist mein Kaffee vergessen. Ich weiß, was zu tun ist. Das Wort »Polytrauma« schwirrt mir durch den Kopf. Der Patient wird nach dem Manchester-Triage-System als rot eingestuft. Bei der Wucht des Aufpralls muss man davon ausgehen, dass er mehrere Verletzungen hat. Mindestens eine davon oder auch das Zusammenspiel mehrerer Verletzungen kann lebensbedrohlich sein.

Schnell laufe ich los, um den Schockraum vorzubereiten. Ich überlege noch einmal genau, was alles dazugehört. Auf jeden Fall muss alles zur Erstversorgung der Wunden und möglicher Frakturen vorhanden sein. Außerdem brauchen wir ein Ultraschallgerät, um die Bauchorgane zu checken, und alles zur Blutentnahme.

Die spezielle, röntgendurchlässige Trage schiebe ich noch schnell in die richtige Position und lege ein Tuch in Höhe des Beckens darauf. Es wird uns später eine schonende Bewegung des Patienten ermöglichen. Ist das Becken erst einmal kaputt, kann es zu lebensbedrohlichen Blutungen kommen. Dann schalte ich den Überwachungsmonitor an und hole ihn in die Nähe der Trage. Fünf Minuten können in solchen Fällen ziemlich kurz sein, da muss man sich ganz schön beeilen.

So, ich bin fertig und warte am Eingang zum Schockraum. Mein Blick ist auf die Tür zur Auffahrt der Notaufnahme gerichtet. Sie wird jeden Moment aufgehen und dann wird es hier ziemlich voll und hektisch werden. Ich schaue auf meine Uhr: noch circa eine Minute. Meine Hände schwitzen schon wieder wie verrückt in diesen Latexhandschuhen.

Jetzt stand ich schon so oft im Schockraum und wartete auf Patienten, mittlerweile sollten mir solche Situationen nichts mehr ausmachen. Aber trotzdem – mein Herz pocht wie wild, ich bin wie eh und je ziemlich aufgeregt, weil ich nicht genau weiß, was mich gleich erwarten wird. Ich tigere aufgeregt hin und her, hinein in den Schockraum und wieder heraus.

Auch Anna beneide ich nicht unbedingt. Innerhalb von fünf Minuten muss sie durch das halbe Haus telefonieren und die zuständigen Fachdisziplinen informieren: einen Unfallchirurgen, das Anästhesieteam, die Röntgenassistenten, den Neurochirurgen. Zusätzlich muss sie in der Röntgenabteilung Bescheid geben, damit der Computertomograf freigehalten wird. Das ist eine ganz schön anstrengende Prozedur für die zuständige Pflegekraft in der Anmeldung!

Als Erster gesellt sich Dr. Frederick zu mir in den Schockraum, eine Minute später kommt das Anästhesieteam. Zehn, neun, acht … – da kommt sie, die Meute vom Rettungsdienst.

Ich stelle mich an die Trage und warte auf die Aufforderung zur Umlagerung des Patienten. Er muss schließlich herunter von der Feuerwehrtrage, da diese im nächsten Einsatz wieder benötigt wird. Danach wird der Patient vom Notarzt an uns übergeben. Und jetzt rate mal, wer schnurstracks hinter der Feuerwehrmeute durch die Tür gelaufen kommt!

Ich grinse ihn an und kann mir einen Spruch nicht verkneifen, als er wieder einmal grußlos den Raum betritt: »Ach, der Herr Dr. Lutz Bernhard! Es ist immer wieder eine Freude.«

»Ey, Mann, werde ich wieder gesund?«, tönt es verzweifelt hoffend vom Kopfende der Trage.

Das Anästhesieteam gibt sein Bestes. Etliche Hände hantieren wieselflink am Kopf des Patienten herum. Nur auf seine Frage antwortet niemand. Dabei müssten sie eigentlich alle gehört haben, laut genug gestellt hat er sie jedenfalls. Aber alle bleiben stumm – er bekommt keine konkrete Antwort, auch nicht, als er ein zweites Mal fragt.

Ich stehe am Fußende der Trage und versuche, dem jungen Mann die kaputte Jeans auszuziehen. Das war kein qualitativ hochwertiger Stoff, so schnell wie die kaputtging.

Wie wir alle hier im Schockraum kämpfen – eine »fucking situation«.

Während ich weiter meiner Arbeit nachgehe, ärgere ich mich im Stillen über die Frage des Patienten. Warum bringt er uns Helfende ohne Vorwarnung in solch eine Verlegenheit? Was soll man denn darauf antworten?

Mir fallen spontan ein paar böse Floskeln ein wie: »Bis du heiratest, ist alles wieder gut.«

Doch so etwas sagt man in einer solchen Situation nicht, das ist mir schon klar. Ich sollte mich schämen, dass ich so etwas überhaupt denke. Aber sind wir nicht alle nur Menschen, die in Stresssituationen ein Ventil brauchen, um nicht selbst verrückt zu werden? Verdammt noch mal, der junge Mann kann seine Beine nicht bewegen, er spürt nichts von der Hüfte abwärts! Da darf ich mich wohl mal auf die Suche nach einem Ventil machen.

Der Junge sollte momentan ganz andere Sorgen haben, als dass wir ihm die Wahrheit über seinen aktuellen Gesundheitszustand mitteilen. Los, Anästhesieteam, er hat starke Schmerzen! Lasst ihn endlich ins Land der Träume gleiten! Das ist besser für alle Beteiligten.

Oje, voller Sorge warten draußen schon die Angehörigen. Die arme Anna in der Anmelde- und Arbeitsbeschaffungszentrale weiß schon gar nicht mehr, was sie ihnen sagen soll. Ständig fragen sie ihr Löcher in den Bauch, was auch verständlich ist.

Das ist wieder so eine »fucking situation«, weil man machtlos ist. Erstens weiß sie nichts Näheres und zweitens ist es die Aufgabe des behandelnden Arztes, die Angehörigen über den Gesundheitszustand des Patienten zu informieren. Er muss ihnen mitteilen, ob dieser »wieder gesund« wird. Dr. Frederick steht aber noch hier im Schockraum.

Die Zeit kommt einem immer so lang vor, wenn es schnell gehen muss. Ich habe den Eindruck, dass wir schon seit einer Ewigkeit hier drin sind, dabei sind nur ein paar Minuten vergangen. Aber die Zeit sitzt uns in der Notaufnahme sowieso ständig im Nacken. Unsere Gesellschaft erwartet viel von der Medizin. Nur ist es leider so, dass eine »Restitutio ad Integrum« –

also die Wiederherstellung der Unversehrtheit ohne bleibende Schäden, quasi das Erreichen des Ursprungszustandes – nicht immer möglich ist.

Ich bin dabei, dem inzwischen völlig nackten jungen Mann einen Silikonkatheter mit integrierter Temperatursonde durch die Harnröhre zu schieben. Damit kann man neben vielen anderen Vitalparametern auch immer die aktuelle Temperatur des Patienten auf dem Überwachungsmonitor sehen.

Meine erfahrene Kollegin, die bereits seit 20 Jahren als Krankenschwester tätig ist, reicht mir freundlicherweise das Material zum Legen des Katheters, da ich schon sterile Handschuhe anhabe und nichts Unsteriles mehr anfassen darf. Sterilität hat oberste Priorität im Krankenhaus. Im Team arbeitet es sich außerdem besser und schneller.

Um uns herum herrscht immer noch Trubel; das grelle Licht der OP-Leuchten brennt mir in den Augen. Ich schaue wieder ans Kopfende der Trage. Der junge Mann starrt mit leerem Blick an die Decke. Was denkt er wohl gerade?

»So, das kann jetzt ein bisschen unangenehm werden, wenn ich Ihnen den Silikonschlauch durch die Harnröhre schiebe.«

Langsam taste ich mich mit der Spitze des Silikonkatheters bis in die volle Harnblase. Endlich ist es geschafft! Jetzt muss ich nur noch den Ballon mit fünf bis zehn Millilitern sterilem Wasser füllen, damit der Katheter nicht wieder herausrutscht. Der Ballon befindet sich an der Spitze des Katheters und setzt sich innen an die Öffnung der Harnblase

Das ist aber keine Garantie dafür, dass der Katheter auch wirklich drinbleibt. Viele verwirrte Patienten haben keinen Bock auf dieses Ding und ziehen es sich mit aufgeblasenem Ballon durch die Harnröhre wieder heraus. Hallelujah, das muss tierische Schmerzen bereiten. Irgendwie komisch, denke ich. Der junge Mann spürt seinen Körper unterhalb der Hüfte wirklich nicht. Er zeigte keine Reaktion, noch nicht einmal die kleinste Zuckung, während ich ihm den Silikonkatheter hineinschob.

Mir wird erneut klar, in was für einer »fucking situation« sich der junge Mann befindet. Er scheint sich des Ausmaßes seines Unfalls noch nicht bewusst zu sein. Gut so! Na ja, mehr oder weniger. Der Junge hat ein Recht auf Aufklärung – aber später.

Auch ich habe ein Recht auf Aufklärung. Verdammt noch mal, es ist Vormittag, Pausenzeit! Wieso liegt ein 17-Jähriger splitterfasernackt auf einer Trage im Schockraum einer Notaufnahme, anstatt in der Schule zu sein?

Wie wir von Notarzt Dr. Lutz Bernhard erfahren, rannte er, ohne vorher zu gucken, über die Straße. Einfach zwischen den parkenden Autos durch und mitten auf die Straße – der Schrecken aller Autofahrer. Die Fahrerin des Pkws sei wohl mit 60 Stundenkilometern die 30er-Zone entlanggerast, bis es rums machte. Der junge Mann wurde mehrere Meter durch die Luft geschleudert, bis er wieder auf dem Boden landete. Die Spuren sind unverkennbar an seinem gesamten Körper zu sehen.

Nach wenigen Minuten ist der Patient endlich im Dämmerschlaf und wird in die Röhre geschoben, damit man eine Computertomografie seines gesamten Körpers machen kann. Er wird quasi von den Haarspitzen bis hinunter zum großen Zeh durchleuchtet.

Ich begleite Dr. Frederick in die Röntgenabteilung. Gemeinsam schauen er, die Radiologieassistentin, der Radiologe, sämtliche Ober- und Chefärzte sowie ich gespannt auf den Monitor.

Querschnittlähmung aufgrund eines Wirbelbruchs lautet die Diagnose. Das Rückenmark wurde anscheinend durch die scharfen Kanten des Rückenwirbels durchtrennt.

Der junge Mann kommt sofort in den OP. Man versucht zu retten, was zu retten ist. Verdammt noch mal!

Ich muss wieder zurück in die Anmelde- und Arbeitsbeschaf-fungszentrale, also ab durch die riesige Halle. Als ich am Warte-bereich der Notaufnahme vorbeigehe, wird mir ganz mulmig zumute.

Mama, Papa und die Schwester des Patienten sitzen wartend im Flur und gucken mich mit großen, nass-glasigen Augen an: »Wird er wieder gesund?«

Diese Frage trifft mich wie ein Kanonenschlag! Unsicher und mit gesenktem Kopf verweise ich auf Dr. Frederick, der ihnen die »fucking situation« erklären wird. Es tut mir total leid!

4. KAPITEL

ICH BIN ABER AUCH EIN NOTFALL!

Von netten und anderen Patienten

Von Anna

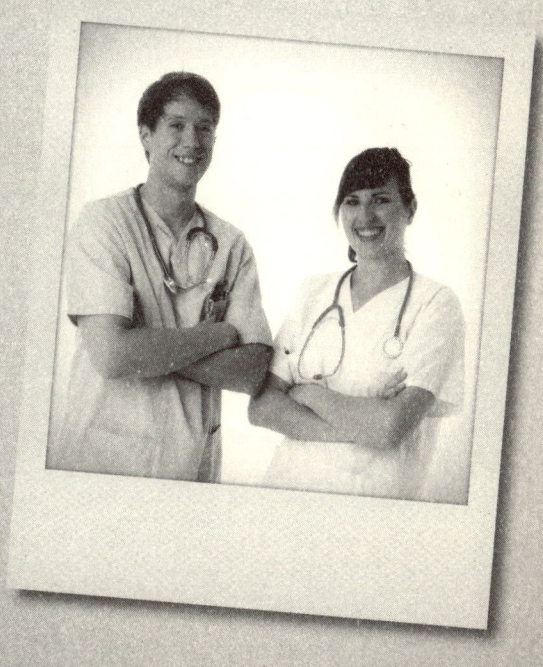

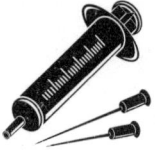

Heute hat Tim das große Los gezogen und darf unsere Anmelde- und Arbeitsbeschaffungszentrale besetzen. In meinen Augen ist das eine der anspruchsvollsten Arbeiten in der Notaufnahme. Alle ankommenden Patienten werden von der diensthabenden Pflegekraft kurz befragt, zum Beispiel nach den Symptomen und deren Beginn. Oder die Pflegekraft erhält alle wichtigen Informationen vom Rettungsdienst bei der Übergabe.

Dann wird die Dringlichkeit einer Behandlung nach dem Manchester-Triage-System eingeschätzt. Die Symptome werden den entsprechenden Krankheitsbildern zugeordnet und die Patienten auf dieser Basis den Ärzten der unterschiedlichen Fachrichtungen zugeteilt.

Außerdem muss die diensthabende Pflegekraft den Überblick über alle Patienten und ihren jeweiligen Aufenthaltsort behalten. Dazu dient ihr unter anderem der Computer mit der entsprechenden Software.

Schließlich begleiten zumeist einige Angehörige ihre Lieben und möchten über den aktuellen Stand der Behandlung informiert werden. Bei einer Handvoll Patienten mag das eine leichte Übung sein, aber wir haben es hier meist mit mehr als 50 Patienten pro Schicht mit diversen Angehörigen und Untersuchungen zu tun.

Dabei muss ich an das Spiel »Ich packe meinen Koffer« denken. Zu viele Dinge konnte ich mir immer nur schwer merken, deswegen mochte ich dieses Gedächtnisspiel noch nie. Aber Übung macht ja bekanntlich den Meister.

Während Tim also in der Anmeldung seinen Mann steht, habe ich gerade einen Patienten zum Röntgen gebracht. Das ist eine dieser Aufgaben, die meine Kilometerpauschale in die Höhe treiben würde, wenn es denn eine gäbe.

Inzwischen bin ich auf dem Weg zurück zur Arbeitsbeschaffungszentrale. Dabei laufe ich den langen Flur entlang, direkt an den wartenden Patienten vorbei. Ich beschließe, meine imaginären Scheuklappen aufzusetzen, und genieße die Sonnenstrahlen, die durch die Fensterscheiben auf mein Gesicht fallen.

Von Weitem schon sehe ich Tim wild gestikulieren. Kurz bevor ich mein Ziel erreicht habe, höre ich einen Patienten vor der Anmeldezentrale laut schreien. Der Herr scheint ziemlich sauer zu sein. Zum Glück schützt uns eine Scheibe vor den Aggressionen der Patienten. Eine gute Barriere, um fliegende Spucke oder Faustschläge abzuhalten, denke ich und muss grinsen.

Das fernsehreife Entertainment vor der Anmeldescheibe möchte ich mir aber nicht entgehen lassen. Also schleiche ich in Tims Nähe, um herauszubekommen, worum es geht. Der psychiatrische Arbeitsplatz, also der Schreibtisch des Psychiaters in der Anmeldezentrale, eignet sich dafür sehr gut, da man etwas versteckt hinter einer Tür sitzt. So kann dieser Platz von den Patienten vor der Anmeldescheibe nicht eingesehen werden.

Ich setze mich in den gemütlichen gepolsterten Drehstuhl und richte meine Lauscher auf. Aus sicherer Entfernung kann ich ab und zu um die Ecke gucken und das spannende Schauspiel beobachten – natürlich immer unter der Gefahr, entdeckt zu werden und arbeiten zu müssen.

Aha, der Patient erzählt von einem Muskelkater nach dem Joggen. Er hat nun Schmerzen in der Wade und möchte das zur Sicherheit untersuchen lassen.

Tim erklärt ihm noch einmal ganz genau, dass ein Muskelkater nichts Ungewöhnliches ist, wenn man untrainiert eine längere Strecke laufen geht, und dass es eine Weile dauert, bis die Muskulatur sich regeneriert hat. Der Herr vor der Anmeldescheibe muss also etwas Geduld haben. Zudem sind momentan Patienten in der Notaufnahme, die dringender behandelt werden müssen.

Doch der Patient beschwert sich weiter, dass er nun schon seit einer Stunde warte, ohne einen Doktor gesehen zu haben. Lautstark verkündet er erneut, dass ihm gleich der Geduldsfaden reiße. Er fixiert Tim mit einem fiesen, wahnhaften Blick. Ich habe das Gefühl, er würde ihn am liebsten durch die Scheibe ziehen und windelweich prügeln.

Aber Tim lässt sich nicht aus der Ruhe bringen. Er erklärt den Sinn und Zweck einer Notaufnahme und dass die Erstversorgung von Schwerkranken, -verletzten und Notfällen Priorität hat. Ich finde es immer wieder erstaunlich, wie viel Geduld er aufbringen kann.

Dem Patienten steigt die Röte vom Hals aufwärts bis zum Haaransatz. Er scheint fast zu explodieren. Dann schreit er Tim an: »Ich bin aber auch ein Notfall! Muss man hier erst sterben, bevor ein Arzt kommt?«

Wenn er sich weiter so aufregt und herumschreit, muss er noch wegen kritischen Bluthochdrucks zu Frau Dr. Stumpf. Die arme Internistin, das wünsche ich ihr lieber nicht. Aber genug Entertainment!

Ich versuche, mein Dauergrinsen einzustellen, erhebe mich von meinem gemütlichen Platz und beschließe, den Feuerwehrmännern, die gerade hinter dem aggressiven Typen die Notaufnahme betreten, entgegenzulaufen. Tim ist sowieso noch beschäftigt.

Es folgt eine kurze Übergabe durch die Feuerwehr, ich erledige den Anmeldekram, schaue noch einmal am Arbeitsplatz der Ärzte vorbei und suche dann meinen Liebling Dr. Frederick. Gut gelaunt winke ich ihn heran, damit er mich zu der eben angekommenen Patientin begleitet.

So wie mir scheint auch ihm heute offenbar die Sonne aus dem Hintern. Mit einem verschmitzten Lächeln kommt er auf mich zu, bereit, sich in die Arbeit zu stürzen. Er hat so schöne braune Augen und tolles schwarzes Haar. Und außerdem riecht er wieder gut, fällt mir auf, als er an mir vorbeigeht.

Ich folge ihm den Flur entlang in Richtung Schockraum und kann den Blick nicht von seinem Hintern abwenden. Oh Gott, ist der knackig. Ich denke mir gerade die Hose weg. Mir wird heiß und mein Körper kribbelt ganz schön bei diesem Gedanken. Meine Hände fangen an zu schwitzen.

Genug jetzt, versuche ich mich selbst zu ermahnen. Ich winke den Feuerwehrleuten am Eingang der Notaufnahme, uns zu folgen, womit die Reihe nun vollständig ist. Während wir im Gleichschritt den Gang entlanglaufen, glotzt wahrscheinlich jeder seinem Vordermann auf den Hintern und denkt sich seinen Teil. Bei dieser Vorstellung kann ich mir ein Grinsen nicht verkneifen.

Im Schockraum angekommen, lassen Dr. Frederick und ich uns von den zwei Feuerwehrmännern erzählen, was passiert ist. Der jüngere der beiden ist wahrscheinlich erst seit Kurzem dabei. Er hält einen Monolog, wobei die Röte seiner Ohren exponentiell zur Dauer seines Vortrags ansteigt. Eine Nachfrage meinerseits lässt auch noch einen dunkelroten Hektikfleck an seinem Hals aufblitzen. Dr. Frederick und ich sind heute gut drauf, also lassen wir ihm geduldig seinen mutigen Auftritt und klemmen uns weitere Fragen, um ihn nicht noch mehr in die Bredouille zu bringen. Nach circa fünf Minuten ist dann eindeutig klar, was los ist: Mal wieder ist eine ältere Dame gestürzt. Das kommt aufgrund der abnehmenden Tiefensensibilität im Alter öfter vor. Jeder Schritt, den ein Mensch macht, wird gesteuert durch das fein abgestimmte System der Eigenwahrnehmung im Raum, das aus dem Lage-, Kraft- und Bewegungssinn besteht. Die nötigen Informationen liefern Rezeptoren in den Muskeln, Gelenken und Sehnen, die immer wieder die Position des Körpers im Raum korrigieren. Bei älteren Menschen funktioniert das leider nicht mehr ganz so gut, sodass es durch Unachtsamkeit oder eine Fehleinschätzung des eigenen Könnens zu Stürzen und damit meist zu Verletzungen kommt.

Nun aber zurück zum Klinikalltag. Wir erfahren von den Feuerwehrmännern, dass die Patientin eine etwas größere Platzwunde am Kopf und Schmerzen in den Handgelenken hat. Der Kleinere der beiden scheint sich wieder etwas erholt zu haben, seine Ohren sind jetzt jedenfalls etwas weniger rot. Sein Kollege, ein riesiger, aufgepumpter und braun gebrannter Typ, scheint dagegen vor Selbstverliebtheit nur so zu strotzen. Er sollte dem Kleinen mal ein bisschen Selbstbewusstsein abgeben, denke ich.

Die beiden verlassen den Raum. Der Aufgepumpte lässt es sich nicht nehmen, mir noch einmal zuzuzwinkern. Normalerweise ärgert es mich, dass einige Feuerwehrmänner die Arbeit anscheinend mit einer Partnerbörse verwechseln, aber heute bringt mich nichts aus der Ruhe. Außer vielleicht … Oh nein, hat Dr. Frederick das etwa gesehen?!

Langsam drehe ich mich um und schaue in ein breit grinsendes Gesicht. Na toll, denke ich grummelig. Er weiß genau, dass ich eine Abneigung gegen selbstverliebte Feuerwehrmänner habe, und wird mich den ganzen Tag lang damit aufziehen.

Aber widmen wir uns nun endlich unserer Patientin auf der Trage.

»Na, Frau K., was ist denn passiert?«, frage ich.

Die alte Dame hat wunderschöne, leuchtend blaue Augen und ein strahlendes Lächeln, obwohl sie offensichtlich einige Blessuren davongetragen hat: Ihre beiden Unterarme werden mithilfe von gepolsterten Aluschienen gestützt und um den Kopf trägt sie einen Verband.

Sie beginnt zu erzählen: »Schwesterchen, wissen Sie, jetzt bin ich alte Schachtel schon 97 Jahre alt und das erste Mal im Krankenhaus. Sogar meine Geburt fand woanders statt. Damals hat Mutti mich zu Hause geboren. Nun gut … Heute Nachmittag wollte ich ein bisschen Wäsche im Waschbecken einweichen und plötzlich springt der Peter – das ist mein dicker schwarzer Kater, müssen Sie wissen – zwischen meine Beine. Und da habe ich mich erschrocken und mir den Kopf ein bisschen am Schrank über dem Waschbecken gestoßen. Dann war mir plötzlich nicht gut, Schwesterchen, und ich wollte mich auf den Rand der Badewanne setzen. Auf dem Weg dorthin ist mir schwindelig geworden und ich bin auf den Po gefallen. Ich konnte mich gerade noch mit den Armen abstützen.«

Während die Patientin den Vorfall ausführlich schildert, sitzt Dr. Frederick am Computer und notiert sich schon mal allerhand Dinge für die Anamnese. Das Tippen auf der Tastatur erzeugt eine betriebsame Stimmung im Raum.

»Ach, Frau K., so ein Pech! Dr. Frederick wird Sie gleich untersuchen. Ich werde ihm bei der Untersuchung behilflich sein.«

»Tun Sie, was Sie tun müssen, Schwesterchen. Ich muss auf jeden Fall heute wieder nach Hause. Der arme Peter ist ja ganz allein in der Wohnung. Ich kann ihm doch nicht böse sein.«

»Vorrang hat jetzt Ihre Gesundheit. Sie sind verletzt! Katzen können ganz gut ein paar Stunden lang allein klarkommen. Für den Peter wird man eine adäquate Lösung finden. Machen Sie sich bitte darum keine Sorgen!«, versuche ich, sie zu beruhigen.

So weit, so gut, beginnen wir also mit den Untersuchungen. Dr. Frederick konnte schon ein paar wichtige Dinge notieren und gesellt sich nun zu mir an die Trage. Zusammen entkleiden wir die Patientin. Als wir ihr das mit Blut beschmierte Unterhemd über den Kopf ziehen, gleitet mein Blick kurz zu dem Arzt hinüber. Sein weißer Kittel spannt ein wenig über seinem trainierten Bauch. Oh Mann, das lässt nur Gutes vermuten. Auf diesem Bauch hätte Frau K. mal lieber ihre Wäsche waschen sollen, denke ich mir.

Die Patientin ist nun fast nackt – bis auf das hochwertige hautfarbene Miederhöschen – und wird von oben bis unten untersucht. Nach einem genauen Plan bewegt Dr. Frederick alle Gelenke, prüft die Stabilität des Beckens und wir halten Ausschau nach weiteren Verletzungen.

Überall an ihrem Körper klebt altes, angetrocknetes Blut. Ich schnappe mir ein paar Kompressen, tränke sie großzügig mit Wasserstoffperoxid und entferne die Blutkrusten, damit man intaktes von defektem Gewebe unterscheiden kann. Anschließend nehmen wir vorsichtig die gepolsterten Aluschienen an beiden Unterarmen ab.

»Das sieht aber gar nicht gut aus«, murmele ich leise vor mich hin.

Frau K. gibt bei der Untersuchung an, in beiden Handgelenken Schmerzen zu haben. Ein Handgelenk ist eindeutig nicht mehr in der richtigen Stellung, es ähnelt eher einem Schwanenhals. Das muss später in der Röntgenabteilung durchleuchtet werden; jetzt legen wir zum Schutz erst einmal wieder die Schienen an beide Arme an.

Dann widmen wir uns dem Kopfverband der Patientin. Aus Gründen der Hygiene und zum Schutz vor Blutspritzern ziehen wir Handschuhe an und setzen beide einen Mundschutz, eine Brille sowie eine Haube auf.

Frau K. erzählt munter aus ihrem Leben. Sie habe keine eigenen Kinder, sich aber immer liebevoll den Kindern ihrer Geschwister gewidmet. Bis zu ihrem 70. Lebensjahr sei sie in der Erwachsenenbildung tätig gewesen.

Runde für Runde wickele ich den Turbanverband von ihrem Kopf. Der ganze Raum riecht schon intensiv nach Eisen – der typische Geruch von altem Blut. Geduldig wickele ich den Verband weiter ab, nähere mich langsam der Kopfhaut. Das ist jedes Mal eine Überraschung. Du weißt einfach nicht, was dich erwartet. Das ist spannend!

Frau K. erwähnt noch einmal entschuldigend, dass sie gar nicht in die Notaufnahme kommen wollte. Nachdem sie sich gestoßen hatte, sei ihre Haushaltshilfe gekommen; sie habe doch schon lange einen Schlüssel für die Wohnung. Als sie unsere Patientin gesehen habe, sei sie hysterisch geworden und habe die Feuerwehr gerufen. Frau K. habe nur um ein Pflaster gebeten, versichert sie mir. Aber allein wegen des offensichtlich gebrochenen Handgelenks ist sie bei uns schon richtig.

Der letzte Rest des Verbandes ist entfernt, nur noch die mit Blut getränkten Kompressen trennen mich von der Verletzung. Langsam und vorsichtig ziehe ich die letzte Kompresse ab, die zum Teil an der Wunde klebt, und traue meinen Augen nicht: Ich blicke auf eine handtellergroße Fläche puren Schädels.

»Kommst du mal bitte!«, murmele ich, um Beistand von Dr. Frederick zu erhalten. Zwischenzeitlich hatte er sich nämlich für eine Röntgenanforderung wieder an den Computer gesetzt.

Er steht mit gespanntem Gesicht auf und kommt auf mich zu. Tatsächlich, die Kopfschwarte ist umgeklappt und nun schauen wir zu zweit auf den blanken weißen Schädelknochen.

Der Doktor bringt sein Erstaunen mit einem »Oh, da haben die Indianer Sie aber ordentlich skalpiert« zum Ausdruck.

Das fehlende Stück Haut hängt umgeklappt am letzten kleinen Zipfel. Anatomisch betrachtet ist es ein interessanter Anblick, dieses mit feinen Blutgefäßen durchzogene Stück Haut, ebenso der glänzende, scheinbar wie blank polierte Schädel. Ich starre darauf und erst Dr. Frederick holt mich mit einem Stupser auf meine rechte Schulter aus meiner Trance.

»Alles klar bei dir?«, fragt er mich fürsorglich.

»Ja, ich bin nur fasziniert, weil ich so etwas noch nie gesehen habe«, antworte ich ihm.

Wir machen uns an die Arbeit. Genau die gleiche Vorgehensweise wie bei einer normalen Platzwunde am Kopf, nur ist diese hier größer, sage ich mir, um mich zu beruhigen.

Zuerst werden die Haare um die Wunde herum abrasiert – um diese besser sehen zu können und wegen der Hygiene. Haare sind nämlich gefährliche Keimträger und gehören auf keinen Fall in eine Wunde. Die geschlossene Wunde soll sich schließlich nicht entzünden.

Das Rasieren gehört nicht gerade zu meinen Lieblingsaufgaben. Ich hasse das Geräusch, das der Trockenrasierer macht, und immer befürchte ich, die Wunde weiter aufzureißen. Also heißt es für mich Zähne zusammenbeißen, denn immerhin muss ich eine große Fläche auf dem Kopf von Frau K. rasieren.

»Schwesterchen, machen Sie doch einfach ein Pflaster drauf und ich kann zu meinem Dickerchen Peter nach Hause. Der hat heute nämlich noch nicht sein Mittagessen bekommen und wird ganz böse mit mir sein, wenn ich nicht bald nach Hause komme.«

»Nein, Frau K., das geht nicht. Sie haben eine schlimme Wunde. Wie ich vorhin mitbekommen habe, hat Ihre Haushaltshilfe ja einen Schlüssel. Sie können nachher gern telefonieren und sie bitten, dem Peter das Futter zu geben. Aber alles zu seiner Zeit. Wir müssen jetzt Prioritäten setzen, damit es Ihnen am Ende besser geht. Zuallererst müssen wir die Wunde schließen«, schaltet sich Dr. Frederick ein.

Auch ich erkläre Frau K. noch einmal die Notwendigkeit einer Behandlung und bereite sie darauf vor, dass ein Pflaster wohl nicht reichen wird.

Dr. Frederick kennt meine Abneigung gegen das kratzende Geräusch von Trockenrasierern und bewaffnet sich ebenfalls, um mir bei der aufwendigen Tätigkeit behilflich zu sein. Nicht nur gut aussehend, sondern auch noch hilfsbereit und auf dem Boden geblieben, der Doktor, denke ich.

Der sterile Tisch ist vorbereitet, das Operationsbesteck liegt bereit, die Operationslampe erhellt den gesamten Schädelbereich großflächig. Die kleine Operation beginnt, »Schwesterchen« steht dem Doktor assistierend zur Seite.

Nach einer lokalen Betäubung klappt Dr. Frederick den abgeschälten Hautfetzen zurück in seine Ursprungsposition und versucht, ihn wieder in den Defekt einzupassen. Dann folgt das aufwendige Spülen und Nähen der großen Wunde. Frau K. scheint nichts zu bemerken, ist also gut betäubt, aber dennoch sehr unterhaltsam: Sie erzählt eine Anekdote nach der anderen.

Nach einer Stunde ist die Wunde versorgt – ein super Ergebnis, also rein fachlich betrachtet. Dr. Frederick und ich klatschen uns freudestrahlend ab.

Nachdem ich Frau K. den langen Flur entlang vom Schockraum zur Röntgenabteilung gefahren habe, verabschiedet sie sich mit einem freundlichen Winken. Sie sieht zufrieden aus. So macht meine Arbeit Freude, wieder haben wir einen Patienten glücklich gemacht.

Träumend schlendere ich zurück zur Anmelde- und Arbeitsbeschaffungszentrale und entschließe mich, den Schreck von vorhin mit einem Becher Kaffee herunterzuspülen. Da habe ich ein Déjà-vu …

Von Weitem sehe ich Tim wieder wild gestikulieren – oder immer noch, ich weiß es nicht. Ich weiß nur, die Arbeit in der Notaufnahme bleibt immer gleich. Ob man nun einen Tag, einen Monat oder ein Jahr lang nicht da war – es ändert sich nichts. Die Fragen und Beschwerden der Patienten sind stets dieselben: »Schwester, wie lange dauert es noch?«, und: »Schwester, ich bin ein Notfall!« Es ist immer das Gleiche.

Der Patient mit dem Muskelkater versucht schon wieder, Tim davon zu überzeugen, dass er auch ein wirklich dringender Notfall ist. Sein Kopf ist wieder hochrot – oder immer noch? Es interessiert mich ehrlich gesagt nicht.

Ich hole drei Becher Kaffee aus dem Aufenthaltsraum, je einen für Tim, Dr. Frederick und mich. Auf dem Rückweg sehe ich, wie Tim durch die Anmeldescheibe am Patienten vorbei den Kaffee in meinen Händen fixiert. Es wird allerhöchste Zeit, sagt er mir wortlos mit seinem Blick. Ebenfalls ohne Worte stelle ich seinen Becher vor ihm auf den Tisch unter den Anmeldetresen. Der renitente Patient hat inzwischen immer noch nicht verstanden, warum man ihn nicht sofort behandelt.

Während ich hier stehe, sehe ich von Weitem die Röntgenassistentin. Die Röntgenbilder sind fertig, also schiebt sie Frau K. wieder zurück in die Notaufnahme. Das mit den Bildern ging heute wirklich schnell.

Krach! Bum! Klonk! Na, das Einparken muss sie aber noch üben. Vermutlich ist sie neu hier. Sie knallt mit der Trage gegen sämtliche Ecken.

Frau K. wird dadurch ungewollt zur Headbangerin, doch immerhin hält ihre übrig gebliebene Dauerwelle dem Ganzen stand. Dann endlich: »Parkposition erreicht« würde ein Flugkapitän nun durchs Mikrofon säuseln.

Mit meinem Milchkaffee in der Hand setze ich mich neben Dr. Frederick an den Monitor. Er rückt ein Stück nach rechts. Warum so schüchtern, Herr Doktor, denke ich mir. Er starrt auf den Monitor, als ob er mich nicht beachten würde. Ich rücke mit meinem Drehstuhl weiter an ihn heran.

»Ich kann das auf dem Monitor gar nicht so genau sehen«, sage ich und lächle ihn verschmitzt an.

Na wenigstens schafft er es, mir in die Augen zu schauen. Er scheint ganz schön verlegen zu sein, wird rot wie eine Tomate, der Arme. Wie süß!

Gleichzeitig wenden wir uns wieder dem Monitor zu. Wussten wir es doch: Der »Schwanenhals« ist eindeutig das Ergebnis einer Fraktur. Sogar ein Laie hätte sich denken können, dass der Arm der Patientin gebrochen ist. Das Bild der Computertomografie zeigt zum Glück keinen pathologischen Befund, es hätte schließlich auch eine böse Blutung im Kopf geben können.

Dann bin ich verblüfft: Warum hat Dr. Frederick denn die Hüfte durchleuchten lassen? Frau K. hatte doch gar nicht gesagt, dass ihr dort etwas wehtut. Doch laut Röntgenbild muss sie ziemliche Schmerzen haben. Die Fraktur des Oberschenkelhalsknochens hatte ich gar nicht bemerkt, als ich sie entkleidete. Da habe ich wohl wieder etwas dazugelernt: Wo scheinbar nichts ist, kann etwas sein. Ich sollte in Zukunft auch genauer hinschauen, so wie Dr. Frederick es getan hat.

Nachdem ich die Bilder ausreichend betrachtet habe, gehe ich zu unserer Patientin.

»Frau K., Sie sind eindeutig ein Notfall!«, sage ich zu ihr und muss dabei an den renitenten Herrn mit den Schmerzen in der Wadenmuskulatur denken.

»Waaas?«, fragt Frau K. mit fiepsiger Stimme.

»Anna, du musst lauter sprechen. Frau K. hat ihr Hörgerät nicht drin«, schreit mir Dr. Frederick aus der Ferne zu.

»Frau K., Sie sind eindeutig ein Notfall!«, rufe ich, nachdem ich mich ganz nah an ihr linkes Ohr heruntergebeugt habe. »Ihre Hüfte ist kaputt.«

»Ach, papperlapapp, das kann gar nicht sein«, sagt sie abwehrend und dreht sich beleidigt um. Ihre Stimme hat nun einen leicht aggressiven Unterton.

»Sie sind ein Fall fürs Krankenhaus. Aber wenn Sie gehen wollen, bitte schön, da ist die Tür.«

»Aber, Schwesterchen, ich kann doch momentan gar nicht laufen. Schauen Sie mich bitte nicht so ernst an«, erwidert sie und dreht sich angriffslustig wieder zurück.

»Sie werden auch in Zukunft nie wieder laufen können, wenn Sie den Bruch nicht behandeln lassen. Dann wird das nämlich alles kreuz und quer zusammenwachsen und Sie werden sehr starke Schmerzen haben. Ihr armes Dickerchen, der Peter, der tut mir am Ende noch leid, weil sein Frauchen so unvernünftig war.«

»Pah, Schwesterchen, jetzt machen Sie mir aber ein ganz schön schlechtes Gewissen. So etwas lernt man wohl auch auf der Schwesternschule? Raffiniert!«

»Jeder ist für sich selbst verantwortlich. Aber vielleicht wollen Sie es ja auch so – bis an Ihr Lebensende von einem Pflegedienst abhängig sein. Dann kommt dreimal am Tag eine Pflegekraft in Ihre Wohnung, um gerade mal das Nötigste für Sie erledigen zu können. Eine einzige Katzenwäsche pro Tag, kaum Kontakt zu Mitmenschen, wenig Zeit für zwischenmenschliche Dinge wie ein nettes Gespräch, besonders mit der Pflegekraft. Sie werden in Ihrer eigenen Wohnung gefangen sein, die meiste Zeit im Bett. Der Fernsehapparat wird zu Ihrem besten Freund. Sie werden sich zu Tode langweilen, denn der *Musikantenstadl* wird nicht oft ausgestrahlt. Und das alles nur, weil Sie Ihren Bruch jetzt nicht behandeln lassen wollen.«

»Schwesterchen, buchen Sie mir bitte ein Zimmer. Haben die einen Fernseher? Mein Dickerchen wird schon eine Weile ohne mich klarkommen. Er wird versorgt sein. Lassen Sie mich aber bitte mit meiner Haushaltshilfe telefonieren. Eins zu null für Sie!«

Ich drehe mich um und laufe zurück zur Anmelde- und Arbeitsbeschaffungszentrale.

»Dr. Frederick, wir haben eine Zimmerbuchung«, sage ich triumphierend und lasse mich auf den Drehstuhl neben ihm fallen.

Ob er wohl stolz auf mich ist?

5. KAPITEL

UND TÄGLICH GRÜSST ...

Kein Alkohol ist auch keine Lösung

Von Tim

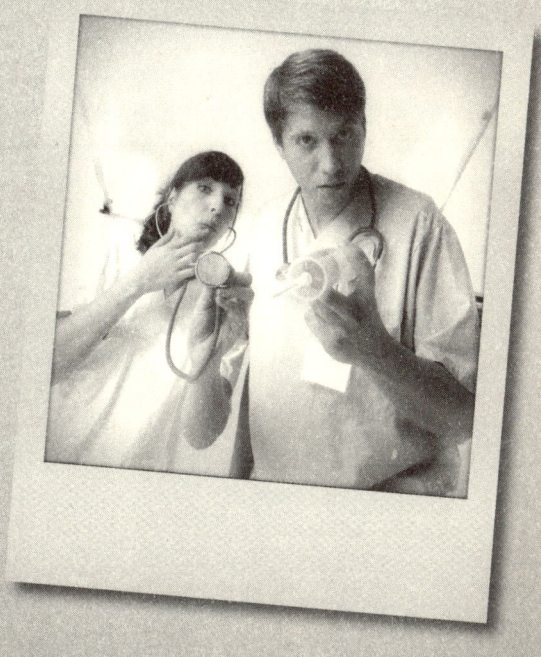

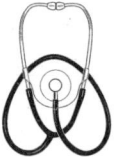

K*ein Alkohol ist auch keine Lösung* – dieser Song stammt von den Toten Hosen und fällt mir spontan ein, wenn ich an die folgende Geschichte denke.

Viele kennen den fürchterlichen Kater am nächsten Morgen, wenn man mal einen über den Durst getrunken hat. Dann schwört man hoch und heilig, nie wieder Alkohol zu trinken oder zumindest für eine Weile abstinent zu bleiben.

Seit Langem verführt der Alkohol die Menschen, aber manche sind ihm völlig verfallen. Sie können einfach nicht aufhören, weil ihr Wille nicht stark genug ist und / oder ihr Körper unter den Entzugserscheinungen leidet. Dann fühlen sie sich krank, nur mit Alkohol im Blut geht es ihnen gut. Doch der Schein trügt, wie die folgende Geschichte veranschaulichen soll.

TAG 1

»Isch will Enzuch machn, Pfleger.« Der Herr mittleren Alters setzt sich auf und kommt mit seinem Kopf ganz nah an das Namensschild an meiner Brust heran. Er schielt es an und versucht, einen klaren Blick zu bekommen. Offenbar kann er meinen Namen entziffern. Dann hebt er seinen rechten Arm, um zu betonen, dass er mir etwas mitteilen will.

Er lallt erneut: »Isch will Enzuch machn, Pfleger Tim. Gaans ehrlüsch.«

Nach diesem Manöver fällt er zurück in seinen Dämmerzustand. Zur Sicherheit behandeln wir ihn im Schockraum. Alkohol ist Gift für das Gehirn. Sollte bei dem Patienten die Atmung ausfallen, kann hier sofort intubiert und beatmet werden. Intubieren bedeutet, dass ihm ein Schlauch in die Atemwege geschoben wird.

Die Feuerwehr hat ihn gerade gebracht. Ich betrachte den Herrn auf der Trage und sehe mir dann seine Akte an. Die Versicherungsdaten eines jeden Patienten werden durch die Arbeitskraft im Büro der Aufnahme in das Computersystem eingespeist. Anschließend druckt sie Aufkleber mit dem aktuellen Datum, der Fallnummer, dem Namen und Geburtsdatum des Patienten aus. Diese Aufkleber kommen auf verschiedene Papiere, zum Beispiel auf die Dokumentationsbögen.

»Hallo Herr R., machen Sie mal bitte die Augen auf!«, rufe ich laut.

Ich brauche mehrere Versuche, bevor er langsam die Augen öffnet und mich mit seinen beiden großen Pupillen anglotzt.

»Schrei doch nisch so!«, entgegnet er mir ziemlich genervt und dreht seinen Kopf auf die andere Seite. Da seine Vitalzeichen wie Blutdruck, Puls und Sauerstoffsättigung aber in Ordnung sind, wird er nach dem Manchester-Triage-System als gelb eingestuft und seine Akte in die Warteschleife eingereiht.

Nach der Glasgow-Koma-Skala hat Herr R. jedenfalls einen anständigen Punktewert. Die Skala ist in der Medizin ein wichtiges Instrument zur Einschätzung einer Bewusstseinsstörung. Bewertet werden drei Bereiche: die motorische Reaktion, das Öffnen der Augen und die verbale Kommunikation, wobei für verschiedene Zustände Punkte vergeben werden. In der Rubrik »motorische Reaktion« können bis zu sechs Punkte erreicht werden. Für das Öffnen der Augen vergibt man ein bis vier Punkte und für die verbale Kommunikation ein bis fünf Punkte. Addiert man schließlich die Punkte aus allen drei Rubriken, erhält man eine erste Einschätzung. Bei insgesamt 15 Punkten kann man von vollem Bewusstsein ausgehen.

Ein Beispiel gefällig? Gut: Ein Patient befolgt meine Aufforderung, den Arm hochzuheben. Dafür bekommt er sechs Punkte. Öffnet er seine Augen? Ja. Dies tut er aber nur nach Ansprache, also erhält er drei Punkte. Hinzu kommt, dass er nur einzelne Wörter ohne Sinnzusammenhang von sich gibt. Das sind noch mal drei Punkte. Wenn wir alles zusammenfassen, kommen wir auf einen Wert von zwölf Punkten auf der Glasgow-Koma-Skala.

Das Minimum auf der Skala sind drei Punkte. Dabei geht man vom Koma aus. Bei einem Wert von acht Punkten oder weniger sollte der Arzt in Erwägung ziehen, den Patienten zu intubieren, um lebenswichtige Funktionen wie die Atmung und den Kreislauf aufrechtzuerhalten.

Ich binde Herrn R. noch ein Namensband um und möchte seine Behandlung vorerst abschließen, damit ich weitere Patienten vorbereiten kann.

Bevor es aber weitergeht, »parke« ich ihn auf dem Flur vor der Anmeldung, damit man ihn im Blick hat. Anschließend desinfiziere ich mir noch die Hände und kippe mir einen großen Schluck kalten Kaffee in den Rachen.

Immer wenn ich während meiner Schicht zur Kontrolle an Herrn R. vorbeilaufe, liegt er in einer anderen Schlafposition.

Manchmal ruft er auch: »Isch will Enzuch machn!« Dabei kann er seinen Kopf kaum hochhalten, so sehr hat der Alkohol seine Nackenmuskulatur gelähmt.

Seine Harnblase gibt sich alle Mühe, muss dem Druck aber leider irgendwann nachgeben. Überall ist Urin: unter ihm, auf ihm, neben ihm. Durchgeweicht wie eine nasse Küchenrolle liegt er in seiner gelben Lache auf der Trage und stinkt. Irgendwie kann er einem auch leidtun. Was er wohl für eine Lebensgeschichte hat? Jedenfalls ist so ein Leben nicht schön.

Ich rieche eine Entzündung. Oh ja, das erkennt man unter anderem am Geruch des Urins.

Vor gar nicht allzu langer Zeit, als es noch keine geeigneten Methoden zur Messung gab wie heute, tauchte der Arzt auch schon mal den kleinen Finger in den Urin des Patienten und kostete. So konnte er beispielsweise den »honigsüßen Durchfluss«, also den Diabetes mellitus, feststellen. Leider war die Lebenserwartung des Arztes ebenso wie die seiner Patienten wesentlich geringer als heute und wurde durch solche Diagnostikmethoden noch verkürzt. So wandern nämlich im Stillen allerhand Krankheiten von Mensch zu Mensch. Glücklicherweise kann man die Infektionskette heutzutage mittels strenger Hygienevorschriften und moderner Desinfektionsmittel unterbrechen.

TAG 2

»Isch hab nüscht getrunkn! Was soll dis, du Fotze? Was mach isch hiä?« Es ist wirklich nicht schön, so dermaßen beschimpft zu werden, obwohl man dem Patienten nur helfen will. In solchen Situationen rede ich mir immer ein, dass er mir eigentlich dankbar für die Hilfe wäre, wenn er nicht betrunken wäre. Das motiviert mich. Ich habe ein Ziel vor Augen: Ich will professionell helfen. Dieser Mensch hier benötigt Hilfe, egal in welchem Bewusstseinszustand er sich gerade befindet.

Ich sage mir: Nimm dir das alles nicht zu Herzen. Er meint vielleicht gar nicht dich, du bist momentan einfach nur der Prellbock für seine angestaute Wut.

Heute ist Herr R. wieder einmal bei uns in der Notaufnahme. Er liegt auf einer anderen Trage, hat aber dieselbe Hose mit den getrockneten Urinflecken an, die eine Art Landkarte bilden. Er wird als gelb eingestuft, nach der Glasgow-Koma-Skala bekommt er 13 Punkte. Seine Vitalzeichen sind in Ordnung.

Ordentlich in das Alkoholmessgerät pusten kann er heute nicht. Nach dem dritten Versuch, dem ständigen »Weiter, weiter, weiter, weiter, weiter ...« meinerseits und dem »Und, bin'sch schulldisch?« seinerseits breche ich ab. Dann wird der Alkoholwert eben mittels Blutentnahme bestimmt.

Herr R. kann aber heute seinen Kopf länger oben halten als an Tag 1. Ist das Zufall oder ist er heute tatsächlich weniger betrunken?

Wenn er seinen Mund aufmacht, strömt mir eine widerliche Alkoholfahne entgegen. Es riecht nach modriger altdeutscher Eckkneipe. Peggy, die Wirtin, rief den Rettungsdienst. Herr R. konnte kaum noch aufrecht auf dem Hocker sitzen und pöbelte alle anderen Gäste an. Er hatte sich bei ihr durch das Sortiment gesoffen und die Zigarettenasche immer wieder in sein Bierglas fallen lassen.

Herr R. ist überwiegend Quartalstrinker. Wenn es Geld gibt, dann wird gesoffen, was das Zeug hält. Schließlich wächst die Leber mit ihren Aufgaben – frei nach Eckart von Hirschhausen. Und wenn das Geld weg ist, dann kommt der Bierdeckel zum Einsatz. Wenn auch der voller Striche ist und Peggy keine Lust mehr hat, für Herrn R. anzuschreiben, dann muss er zusehen, wo er seinen Alkohol herbekommt.

Den Quartalstrinker trifft man meist am Monatsanfang oder zur Monatsmitte in den Stammkneipen. Dann hat er wieder Geld und kann seinen Konsum steigern. Zwischen den Rauschphasen schafft er es sogar, abstinent zu bleiben. So allein zu Hause zu trinken ist doch doof. Dann lieber in gepflegter Gesellschaft, wo sich allerlei Hobbyphilosophen treffen.

Spiegeltrinker brauchen dagegen, wie das Wort schon andeutet, einen konstanten Blutalkoholspiegel, um einigermaßen, das heißt ohne Entzugserscheinungen, über die Runden zu kommen.

Die Alkoholtoleranz erhöht sich aber mit der Zeit. Spiegeltrinker brauchen somit nach und nach immer mehr Alkohol. Sie sind nicht fähig, abstinent zu bleiben. Natürlich sind auch Mischformen möglich.

Die Einteilung in Quartals- und Spiegeltrinker nach Jellinek stammt von 1951 und wurde viele Jahre lang benutzt. Heute definiert man die Ausprägungen der Alkoholkrankheit teilweise anders; die Forschung entwickelt stets neue Modelle. Wobei die Einteilung nach Jellinek mir gut im Gedächtnis haften geblieben ist und meiner Ansicht nach immer noch zutreffend ist.

Aber nun zurück zu Herrn R. auf seiner Trage: Das Schlimme ist wie immer die Distanzlosigkeit des Patienten, mit der ich fertigwerden muss. Diese Art der zwischenmenschlichen Kommunikation ist manchmal verdammt schwer, eine nervenaufreibende Sache.

Dann schafft Herr R. es doch tatsächlich, sich nach ein paar Fehlversuchen mit viel Anstrengung auf seine Unterarme zu stützen. Schielend schaut er mich an und streckt mir seinen Kopf entgegen. Gleichzeitig versucht er lallend, ein paar Wörter aneinanderzureihen.

Ich höre zu und beuge mich vorsichtig zu ihm hinunter – aber nur so weit, wie ich meine, genug Sicherheitsabstand zu haben. Er sucht immer noch in seinem weitreichenden Wortschatz. Gleich fallen sie, die Sätze, ich spüre es.

Bäh! Ich wische mir mein Gesicht am Ärmel ab. Das Einzige, was ich gerade gespürt habe, war die volle Breitseite Mundgeruch, gemischt mit ein paar Tröpfchen Spucke. Sie wurden direkt auf mein Gesicht geschleudert, diese fiesen Altdeutsche-Eckkneipe-Partikel. Leider hatte ich den Sicherheitsabstand falsch eingeschätzt. Das rächt sich nun. Meine Haut bedankt sich wie immer noch Tage später mit einem dicken eitrigen Pickel rechts neben meiner Nase.

TAG 3

Herr R. bietet mir das Du an. »Du, isch kann nüsch mea. Ab heud is Schluss. Mir gehd äs mit un ohne Alohol drecksch, isch brauch imma mea. Dabei bin'sch pleitä.«

Ich erkenne in diesem Satz einen versteckten Hilferuf. Der Mann scheint ernsthafte Probleme zu haben. Ich komme ins Grübeln. Warum schafft er es nicht, Nein zu sagen? Aber ich muss weiterarbeiten und verdränge vorerst meine mitfühlenden Gedanken. Heute wird Herr R. mal als orange eingestuft, also kommt er direkt nach seinem Eintreffen mit der Feuerwehr auf die Trage und dann schnellstmöglich ab in den Behandlungsraum. Die Urinränder auf seiner Hose – offenbar besitzt er nur die eine – haben sich inzwischen hellgelb bis weiß gefärbt; sie scheinen trocken zu sein.

Ich tue das Übliche. Der ermittelte Wert laut Glasgow-Koma-Skala beträgt 13 Punkte, die Vitalzeichen sind in Ordnung. Es folgt die Blutentnahme.

Dr. Frederick ist mir unauffällig gefolgt und stellt sich neben mich an die Trage. Wir schauen uns die stark blutende Platzwunde am Kopf des Patienten an.

»Herr R.? Das muss leider genäht werden«, sagt der Arzt.

Es scheint dem Patienten schwerzufallen, uns zuzuhören. Er versteht anscheinend nur schwer, dass Dr. Frederick die Platzwunde nähen muss. Müde dreht er seinen Kopf zur Seite und winkt mit einer schlaffen Hand ab. Er möchte jetzt nicht. Der Herr hat ein großes Schlafbedürfnis und kann sich zurzeit leider nicht aufraffen.

Ich versuche es erneut: »Herr R., seien Sie doch bitte kooperativ. Wir wollen Ihnen helfen. Dr. Frederick näht schnell die Wunde, danach lassen wir Sie in Ruhe.«

Herr R. nickt mir zustimmend zu. Anscheinend hilft es, dass er mich mittlerweile kennt.

Wir ziehen uns Handschuhe an, setzen eine Maske, eine Schutzbrille sowie einen Kopfschutz auf und drehen ihn gemeinsam auf den Rücken, damit Dr. Frederick die Platzwunde am Kopf fachmännisch versorgen kann. Herr R. aber wehrt sich nach dem ersten Stich; es scheint wohl trotz Lokalanästhesie noch wehzutun. Er versucht, uns zu schlagen. Also halte ich seine Arme kurz fest, um uns davor zu schützen.

Herr R. ist heute noch ärmer dran als sonst. Er ist völlig kraftlos eingeschlafen. Da liegt er nun auf dem Rücken und brummt wie ein Bär. Doch dadurch können wir ihn jetzt ohne weitere Zwischenfälle behandeln.

Schnell näht Dr. Frederick die Wunde. Danach bekommt der Patient eine Mütze aus Mull auf den Kopf, damit er mit seinen schmutzigen Händen nicht daran herumspielt. Schließlich zwicke ich Herrn R. beherzt in die Brust. Sein heftiges »Lass dis, Fotze!« versichert uns, dass es ihm den Umständen entsprechend gut geht. Wir stellen ihn auf dem Flur ab und lassen ihn unter Beobachtung weiterschlafen.

TAG 4

»Isch will Enzuch machn, diesmal wirklisch!« Den Rest kennt man von Tag 1.

TAG 5, FRÜHER NACHMITTAG

Das Notfalltelefon klingelt. Die Feuerwehrleitstelle meldet die Ankunft des Notfalleinsatzfahrzeuges, Eintreffen in zehn Minuten. Der Patient sei stark alkoholisiert auf den Kopf gefallen, der Blutdruck sei etwas zu niedrig, es wurde nicht intubiert. Der Patient sei schläfrig, aber leicht aufzuwecken.

Kurze Zeit später stehen Dr. Frederick, der Neurochirurg, das Anästhesieteam und ich Spalier im Schockraum. Alle notwendigen Vorbereitungen wurden getroffen, um eine zügige Behandlung gewährleisten zu können. Da eine Blutung im Kopf möglich ist, ist schnelles Handeln dringend erforderlich.

Mit großen Schritten betritt Dr. Lutz Bernhard den Schockraum, mehrere Feuerwehrleute im Schlepptau. Er sieht nur Dr. Frederick an. Dann hält er wie immer seinen Monolog; die Versicherungskarte wird von einem Feuerwehrmann zur Anmeldung gebracht.

Der Patient war ins Gleisbett der U-Bahn gefallen, konnte aber geborgen werden, bevor der Zug kam. Er wird als rot eingestuft und als Polytrauma behandelt, da man über die Unfallursache wenig weiß.

Dr. Lutz Bernhard fachsimpelt weiter über dies und das, kratzt sich dabei am Kopf. Er scheint mit dem Kopf schon woanders zu sein, die Feuerwehrmeute um ihn herum interessiert ihn nicht mehr. Sein Auftrag ist erledigt. Die Jungs von der

Feuerwehr sind dagegen offenbar etwas genervt von ihm, das verrät uns ihre Mimik.

Während Dr. Frederick, der Neurochirurg, das Anästhesieteam und ich uns mit Herrn R. beschäftigen, wird dieser immer wacher und denkt nicht daran, bei uns zu bleiben. Seine Beine baumeln nun sportlich über das Seitengitter der Trage, er will aufstehen. Und wieder hat er dieselbe Hose an: Helle Urinränder, dunkle, feuchte Flecken, die Landkarte wird immer größer. Beißender Uringeruch macht sich im Behandlungsraum breit. Mit einem Grinsen verlässt das Anästhesieteam als Erstes den Schockraum.

»Wo wollen Sie hin, Herr R.?«, frage ich.

»Isch will an meine Tasche, wo is die?«

»Die Tasche liegt unter Ihnen auf der Trage«, informiere ich ihn.

Zum Glück war es nur ein kurzes Aufbäumen seinerseits. Er legt sich gleich wieder hin und verhält sich ruhig. Dabei liegt er auf dem Rücken und schaut an uns vorbei.

Ich kann seine Vitalzeichen messen, sie sind in Ordnung. Dr. Frederick macht einen Ultraschall vom Bauch des Patienten; der Neurochirurg entschließt sich, schnell eine Computertomografie des Kopfes einzuleiten. Nach kurzer Zeit haben wir die Ergebnisse, es gibt keine pathologischen Befunde. Herr R. wird auf dem Flur geparkt und ich gebe ihm seine Tasche.

Irgendwie nüchtern heute, der Herr R., denke ich mir und gehe meinen anderen Beschäftigungen nach.

Ein paar Minuten später kommt der Mann vom Sicherheitsdienst zu mir und berichtet, dass Herr R. eine Flasche Korn an den Mund setzte und sich ein paar Schlucke gönnte.

Oh nein, er will sich auf Betriebstemperatur bringen, seinen Alkoholspiegel erhöhen! Aber doch bitte nicht bei uns. In der Notaufnahme saufen, das muss doch nun wirklich nicht sein.

Da eine akute Notsituation nicht erkennbar ist, verweist unsere temperamentvolle spanische Psychiaterin, Señorita Morales, Herrn R. freundlich, aber bestimmt der Notaufnahme.

TAG 5, SPÄTER NACHMITTAG

Tatütata, Herr R. ist wieder da! Sorgenvoll haben Passanten die Feuerwehr gerufen, weil er an einer Bushaltestelle schlief. Auch beim Eintreffen in der Notaufnahme wirkt er noch komatös. Er wird als rot eingestuft und kommt sofort in den Schockraum.

»Au, dis tut weh!«, schreit er die Internistin Dr. Stumpf an, als sie ihm liebevoll in die Brust zwickt, und versucht, nach ihr zu schlagen.

Eine gezielte Schmerzreaktion, dafür gibt es fünf Punkte auf der Glasgow-Koma-Skala für die motorische Reaktion.

»Isch geb dir glei, Mistfotze!«

Oh, eine sprachliche Reaktion. Die Beleidigung überhören wir einfach mal. Volle fünf Punkte! Das macht zusammen zehn Punkte, der Patient ist nicht komatös.

Wir sind erleichtert. Die Vitalzeichen sind auch in Ordnung, es ist keine dramatische Bewusstseinsstörung vorhanden, also ab auf den Flur.

Erneut werden Wälder abgesägt. Unter der Trage bildet sich die vertraute gelbe Lache. Die bekannte Hose bedeckt auch heute wieder seine Beine. Es ist unglaublich: Herr R. scheint immer noch dieselbe Hose anzuhaben.

Das ist schrecklich. Mir wird erneut bewusst, was für ein armes Würstchen dieser Kerl ist.

Wenn man genau hinschaut, kann man sehen, wie sein Urin am Bettgitter langsam herunterläuft, weil die Hose schon längst nichts mehr aufsaugen kann. Es ist Tropfen für Tropfen ein Wohlgeruch. Da kann Betty, unsere Putzfrau, noch so sehr schrubben, den riesigen Urinfleck wird sie nur schwer wieder entfernen können.

Betty kommentiert ihre Arbeit wie immer mit einem »Ab morgen ist aber wirklich Schluss. Dem Herrn müsste man mal den Mopp um die Ohren hauen. So ein Dreckschwein! Aber mich fragt ja niemand. Ich suche mir endgültig einen anderen Job« und wringt angewidert den mit Urin getränkten Wischmopp im Eimer aus. Sie bringt mich zwangsläufig zum Schmunzeln.

TAG 6

Nanu, wo ist denn Herr R.? Bis eben lag er doch noch hier auf seiner Trage vor der Anmeldung und wartete brav. Beide Seitengitter sind oben und auf der Trage liegt nur noch ein alter weißer Sportschuh.

Aber es gibt eine Spur. Da hat der Hänsel mir doch tatsächlich eine Tabakspur gelegt, der ich folgen kann. Zum Glück hat vor mir kein Kettenraucher die Spur gesehen und den Tabak aufgesammelt. Sonst hätte ich Hänsel, äh, dem Herrn R. niemals folgen können.

Vielleicht ist er in dem Raum? Nein. Ein kurzer Blick hinter die Tür – nichts. Weiter geht's! Tabakspuren verfolgen in der Notaufnahme, wie aufregend. Meist verfolge ich nur Spuren in den Hosen der Patienten oder halt Blutspuren.

Jetzt aber, im nächsten Raum … Ich muss lachen.

Da steht er in voller Pracht, der Herr R., mit nacktem Oberkörper. Sein blau-weiß gestreiftes Hemd liegt auf dem Boden, er trampelt darauf herum. In der linken Hand hält er eine fast leere Flasche mit Korn, die er genüsslich zum Mund führt. Prost!

In der rechten Hand hat er die qualmende Zigarette, eine selbst gedrehte. Gleichzeitig versucht er, mit derselben Hand seinen Penis zu halten und ins Waschbecken zu pinkeln. Mit Bravour geht alles daneben, mitten auf das Hemd. Seine Hose, natürlich die vertraute mit der riesigen Landkarte, hat er heruntergezogen. Sie steht stocksteif auf dem Boden und reicht ihm bis zu den Knien. Offenbar ist sie so schmutzig, dass sie nicht mehr in sich zusammenfallen kann.

Ich schnappe mir das Telefon und piepe den Herrn vom Sicherheitsdienst an. Er ist schnell zur Stelle. Wir schauen uns nur kopfschüttelnd an, ohne ein Wort zu sagen, und beobachten weiter das Schauspiel.

Herr R. ist empört über die Art und Weise, wie er bei uns behandelt wird. Nachdem er sein Geschäft erledigt hat, schnappt er sich sein Hemd und verlässt freiwillig, aber torkelnd in Begleitung des Sicherheitsdienstes die Notaufnahme. Sein Hosenstall steht weit offen.

»Der Korn schmeckt nicht, rauchen darf man auch nicht«, das waren seine letzten Worte auf dem Weg zur Bushaltestelle gegenüber vom Krankenhaus.

Kein Problem, Herr R., morgen ist ja auch noch ein Tag.

6. KAPITEL

DER PECHVOGEL

Eine Vogelart, die wohl nie aussterben wird

Von Anna

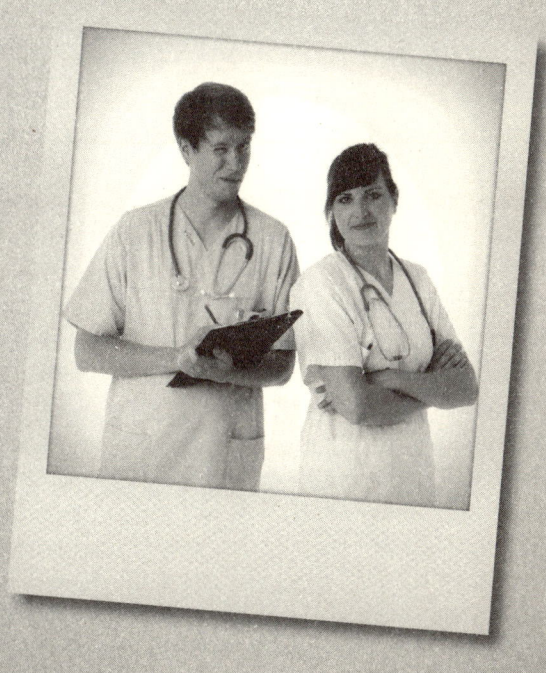

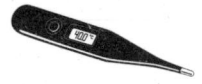

Es ist halb zehn in Deutschland – Frühstückszeit. Meine wohlverdiente Pause kann beginnen. Ich habe 30 Minuten Zeit, um zu entspannen. Das reicht gerade so für das Nötigste: zum Essen und um danach auf die Toilette zu gehen. Es reicht aber nicht, um die anschließende Fressnarkose zu genießen. Das beschreibt den Zustand, wenn der Körper sämtliche Verdauungssäfte mobilisiert und den Parasympathikus aktiviert – und man träge wird.

Du kennst vielleicht das Bild von Max und Moritz, wie sie mit ihren dicken Bäuchen vollgefressen in der Ecke liegen und dabei alle viere von sich strecken. Dem Moritz hängt dabei noch ein letztes Hühnerbein aus dem Mund. Ein schönes Bild ist das.

Leider komme ich mal wieder nicht in den Genuss einer ausgedehnten Fressnarkose. Aber es ist wahrscheinlich auch besser so. Bin ich erst einmal in der Fressnarkose gefangen, fällt es mir verdammt schwer, mich wieder aufzuraffen, um weiterzuarbeiten. Aber nun entschuldige mich bitte. Denn wenn ich weiter so viel quatsche, ist die Pause schneller um, als ich dachte.

Ich packe mein Brötchen aus, das ich mir vor dem Dienst lieblos mit einem Batzen Butter und einer Scheibe Salami belegt habe. Lecker! Ein Hochgenuss, dieses Brötchen! Leider gibt es keine Zeitung im Aufenthaltsraum, also konzentriere ich mich aufs Essen.

Das Telefon klingelt – die Arbeit ruft. Genervt lege ich den Hörer auf und stürme in die Arbeitsbeschaffungszentrale. Nur ein Kollege ist da. Auf seine kurze Ansage »Sind alle im Schockraum« hin stürme ich weiter. Den letzten Rest Brötchen noch im Mund, ahne ich nichts Gutes.

Im Schockraum angekommen, sehe ich erst einmal nur eine Menge grüner und weißer Kittel von hinten, die sich um eine Trage scharen. Gibt's da was zu sehen? Schaulustige trifft man ja immer und überall.

Mein Blick wandert hastig nach links. Ich traue meinen Augen nicht. Was ist das denn? Doch nicht das, was ich im ersten Moment denke, oder?

Igitt, dort in dem einen Waschbecken liegt ein Bein, eingepackt in eine durchsichtige, mit Blut beschmierte Tüte. Wie erstarrt schaue ich mir die Tüte an. Dann schlucke ich den letzten Bissen meines Brötchens herunter, aber er hängt mir im Hals wie ein schwerer Stein und will nur langsam in den Magen rutschen.

Nun gut, ran an den Patienten. Ich sollte nicht nur glotzen. Also drängle ich mich zwischen die grünen und weißen Kittel und beginne meine Arbeit.

Vor mir auf der Feuerwehrtrage liegt ein Mann, circa 50 Jahre alt. Um seinen linken Oberschenkel ist ein knallblauer Gurt gespannt, eine sogenannte spanische Schlinge. Über dem Knie wurde das Bein abgebunden. Der arme Mann würde sonst auslaufen. Der letzte Rest Lebenssaft soll bloß drinbleiben!

Vorsicht! Volumenmangelschock! Reanimation! Intubation! Beatmung! Eindeutig rot nach Manchester-Triage. Sofort behandeln!

Diese Stichworte schießen mir, ohne dass ich nachdenken muss, durch den Kopf und treiben meinen Puls in die Höhe, als wir den Patienten gemeinsam von der Feuerwehrtrage auf unsere Reanimationstrage umlagern. Der Untergrund der Reanimationstrage ist hart, damit man im Falle einer notwendigen Herzdruckmassage einen Widerstand hat – also wenn man den Brustkorb des Patienten zusammendrückt, um das Herz zu stimulieren.

Bum, bum, bum, bum, bum macht es heftig in meiner Brust. Wer hat hier den Volumenmangelschock – der Patient oder ich? Bei wem von uns beiden steigt gerade die Herzfrequenz rapide an, um das Herzminutenvolumen konstant zu halten? Momentan nähere ich mich garantiert der sehr hohen Herzfrequenz des Patienten.

In der Zwischenzeit hält der Notarzt, Dr. Lutz Bernhard, mal wieder seinen Monolog und schaut dabei sein Klemmbrett an, das er fest umklammert hält. Ganz ehrlich, eine emotionale Reaktion habe ich von Lutzi, wie ich ihn mal liebevoll nennen möchte, nicht erwartet. Aber kann er nicht wenigstens Respekt zeigen und uns anschauen, wenn er mit uns redet? Na ja, das leidige alte Thema.

Egal, immerhin macht Lutzi seine Arbeit, und das auch noch sehr gut. Als Patient bekommt man immer die bestmögliche Behandlung von ihm. Und kommt es nicht darauf an? Klar, aber ein freundlicher Umgangston unter Kollegen gehört auch dazu. Schließlich will doch jeder zufrieden nach Hause gehen.

Aber Schluss jetzt mit meinem moralischen Geplänkel und zurück zu unserem Patienten: Herr E., der Mann auf der Trage, wollte laut Lutzis detailreicher Erzählung eine Heizöltonne mit einem Heißluftföhn trocknen – bis sie explodierte und ihm den Unterschenkel zerfetzte.

Moment mal, ich habe ja nicht so die Ahnung, aber ich glaube, das steht auf der Liste der Dinge, die man nicht tun sollte.

Wie üblich wird Herr E. entkleidet, damit wir seinen Körper komplett durchchecken können. Mit einer Kleiderschere schneide ich ihm die mit Blut getränkten, schwarz-rot verkrusteten Sachen vom Leib, immer vorsichtig um die spanische Schlinge herum, damit wir ihn so wenig wie möglich bewegen müssen.

Die spanische Schlinge müssen wir unbedingt dranlassen. Es reicht schon, wenn Lutzi von oben bis unten mit Blut vollgespritzt ist. Er braucht unbedingt neue Arbeitskleidung.

Am Ende der Trage befindet sich eine riesige Blutlache. Es tropft kontinuierlich auf den Boden herunter und ein Blutsee hat sich gebildet. In diesen treten wir immer wieder hinein und hinterlassen um die Trage herum blutige Abdrücke.

Im Schockraum herrscht emsiges Treiben. Es riecht nach Eisen und Schweiß und es ist warm. Dr. Frederick darf nichts übersehen. Deshalb ist der Patient nun splitterfasernackt. So kann der Unfallchirurg bei der körperlichen Untersuchung alle sichtbaren Verletzungen am besten erkennen.

Für einen kurzen Augenblick schaue ich Dr. Frederick an. Splitterfasernackt! Ja, das würde mir auch gefallen, Herr Doktor, aber in einer anderen Situation. Mit einem verschmitzten Lächeln drehe ich mich wieder um.

Mein Lächeln verschwindet, als ich den armen Kerl auf der Trage sehe. Die Kollegen von der Anästhesie halten Herrn E. im Tiefschlaf, überwachen Atmung und Kreislauf. Das monotone, schnelle Piepen des Überwachungsmonitors, auf dem der Herzschlag des Patienten in einer Kurve dargestellt wird, erfüllt den Schockraum mit dramatischem Klang.

Schnell nehme ich Blut ab und bestelle Blutkonserven im Labor. Um das Kreislaufvolumen schnellstmöglich zu steigern, erhält Herr E. Infusionen, die wir in seinen Körper fließen lassen.

Dann ist er endlich für die lebensrettende Operation vorbereitet und es geht sofort auf rasante Fahrt durch die Flure der

Notaufnahme direkt in den Operationssaal, wo alle Beteiligten schon mit den Hufen scharren. Jede Minute zählt.

Im Schockraum zurück bleiben das komplette Chaos, eine durchsichtige Tüte neben dem Waschbecken und natürlich Betty, unsere Inventarkosmetikerin. Sie muss den hinterlassenen Müll so schnell wie möglich wegräumen und alles putzen, denn der nächste Notfall kann jeden Augenblick eintreten.

Betty ist wie ein Geist, der durch Wände fliegen kann. Sie kann sich scheinbar unsichtbar machen. Allerdings scheint sie den Braten immer zu riechen, wenn sie gebraucht wird, und ist stets zur Stelle, wenn Schmutz anfällt. Es wirkt manchmal schon unheimlich, wie schnell sie da ist, um ihre Arbeit zu erledigen, und dann plötzlich wieder verschwindet. Wie ein Tornado fegt sie mit ihrem Mopp über den Schmutz hinweg und hinterlässt dabei nichts als Reinlichkeit. Dann wird sie für eine ganze Weile nicht mehr gesehen.

Es wundert mich wirklich, wie sie das macht, denn eigentlich kommt sie nie mit ihrem Pieper klar. Immer wenn er losgeht, schreckt sie auf, kriegt einen Tobsuchtsanfall und bittet irgendjemanden in ihrer Nähe, das blöde Ding auszustellen. Betty hat es nicht so mit Technik.

Am Waschbecken herrscht Chaos. Jeder versucht, der Erste am Seifenspender zu sein. Aber Anstehen ist angesagt. Es bildet sich eine lange Schlange aus Unfallchirurgen, Assistenzärzten, Anästhesisten, Pflegekräften, Röntgenassistenten und Praktikanten.

Der Oberarzt der Unfallchirurgie war am schnellsten. Er wäscht sich zu lange die Hände und muss mit dem Spott der Wartenden rechnen.

»Was bist du denn für eine Trödelliese, mach mal schneller!«

Am Ende der Schlange stehe ich. Das ging mir gerade alles zu schnell, ich konnte kaum nachdenken. Erst jetzt habe ich Zeit, alles zu rekapitulieren. Ich starre Löcher in die Luft und bin in Gedanken versunken.

Um mich herum dagegen tobt das Leben. Dr. Frederick stürzt sich auf die Tüte im Waschbecken neben der wartenden Menge, packt den zerfetzten Unterschenkel aus und erklärt den angehenden Assistenzärzten die Anatomie. Gespannt glotzen alle vier Medizinstudenten auf die dunkelblau-rot-schwarze Extremität, an deren Ende noch ein intakter Schuh hängt. Dieser ist nur ein bisschen verkohlt, mit Blut und Heizöl verschmiert. Ich kann sogar noch den aufgedruckten Markennamen an der Seite erkennen.

Bitte habe Verständnis, wenn ich die Marke hier nicht verrate. Das würde wahrscheinlich Ärger mit dem Hersteller geben, weil man sie dann mit einem zerfetzten Bein assoziieren könnte.

Der Unterschenkel ist mittlerweile blutleer. Er konnte nicht erhalten werden, weil schon zu viel Gewebe tot war. Natürlich versucht man immer, eine Extremität zu retten, dies hat Vorrang. In diesem Fall aber konnte man den Unterschenkel nicht erhalten. Der Patient hätte sonst später mit vielen lebensgefährlichen Komplikationen, wie zum Beispiel einer Blutvergiftung wegen des starken Schmutzes und des Heizöls, zu kämpfen gehabt.

So, wie der Unterschenkel aussieht, hätte man ihn nicht mehr annähen können. Das Heizöl hat sich in das Gewebe gefressen. Die Knochen sind an mehreren Stellen gebrochen und Fragmente ragen wild durcheinander aus der Haut. An einigen Stellen hängen Hautfetzen herunter und lassen das geplatzte Fettgewebe sowie die zerrissene Wadenmuskulatur darunter erkennen.

Wenn man genau hinschaut, sieht man einzelne Nervenfasern und Blutgefäße, die noch intakt sind. In den Zellen der Muskulatur stecken noch vereinzelt Aktionspotenziale, die sich entladen. Das ist der Grund, warum es zu vereinzelten Muskelzuckungen des Unterschenkels kommt, während Dr. Frederick ihn wie eine Trophäe in die Luft hält.

Eine Medizinstudentin, ich schätze sie auf etwa 22 Jahre, wirkt leicht blass um die Nase. Fünf Minuten später erbricht sie sich ins Waschbecken. Leider konnten ihre Haare nicht mehr rechtzeitig nach hinten gehalten werden. Geschockt und nach Erbrochenem stinkend verlässt sie den Schockraum. Sie sollte vielleicht noch einmal darüber nachdenken, sich jemanden zu suchen, mit dem sie heute noch einmal darüber reden kann.

Die restlichen Anwesenden scheinen etwas abgebrühter zu sein. Mehrere Ahs und Ohs hallen durch den Schockraum, während Dr. Frederick weiterhin versucht, die anatomische Komplexität des Unterschenkels zu erklären.

Der Oberarzt der Unfallchirurgie gesellt sich dazu, nachdem er endlich damit fertig ist, sich die Hände zu waschen. Er muss den Unterschenkel für die Dokumentation fotografieren. Im Krankenhaus muss man sich für alle Fälle absichern. Immerhin könnte der Patient später fragen, wo sein Unterschenkel geblieben ist. Denn rechtlich gesehen ist dieser Eigentum des Patienten. Herr E. könnte also Besitzansprüche stellen und fragen, warum man ihm den Unterschenkel nicht wieder angenäht hat. Ein Foto sagt in diesem Fall mehr als tausend Worte. Gemeinsam starrt die Menge auf das zerfetzte Stück Fleisch, das vor Kurzem noch ein intaktes Bein war und an dessen Ende ein Schuh hängt – nach der Explosion noch fast wie neu. Grotesk!

Es ist faszinierend, was man hier in der Notaufnahme so alles erlebt. Das muss man unbedingt der Welt da draußen erzählen, es wird sie brennend interessieren. Ich werde mir das Erlebnis heute zu Hause gleich mal aufschreiben. Tim hat mich auch schon gefragt, was ich davon halte, dass wir uns mal zusammensetzen, uns über die Arbeit austauschen und ein Buch darüber schreiben. Keine schlechte Idee!

7. KAPITEL

ES DUFTET NICHT IMMER NACH ROSEN

Von Menschen am Rande der Gesellschaft

Von Tim

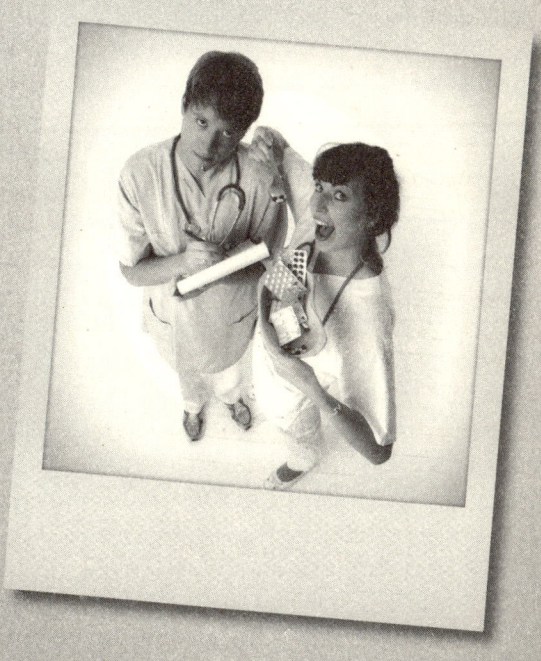

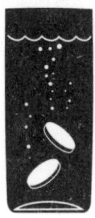

Widerlich! Dieser Gestank ist grauenhaft, er zieht in sämtliche Ritzen. Durch die Nase zu atmen fällt mir schwer, da bleibt nur der weit geöffnete Mund. Das ist eindeutig zu viel für meinen spitzen Riechkolben. Es ist zwar unhöflich dem Patienten gegenüber, aber alles hat auch mal ein Ende. Schluss mit der Empathie, auch ich habe einen empfindlichen Magen. Ich bin froh, dass ich noch Herr über meinen Würgereiz bin und mich nicht sofort schwallartig übergeben muss. Ich brauche einen Mundschutz, sofort!

Bis eben verlief der Tag noch unbeschwert, fast schon langweilig kam er mir vor. Na ja, das muss auch mal sein, hat man halt Zeit für das nette Gespräch zwischendurch mit einem Kollegen.

Der Krankenhaustratsch hält einen auf dem Laufenden. Man munkelt vieles. Die liebe Schwester Andrea, unser Krankenhaus-Betthupferl, hatte mal wieder Glück. Der Chefarzt der Schönheitschirurgie hat sie zum Essen eingeladen. Nobel, man gönnt sich ja sonst nichts. Nur wäre ich nicht so blöd und bezahle sechs Euro für ein stinknormales Buttercroissant. Ambiente – ich sag's immer wieder: Man zahlt für das Ambiente.

Doch zurück zu meiner aufsteigenden Langeweile. Die Gespräche mit den Kollegen, es waren wahrscheinlich einfach nicht die richtigen anwesend, führten zu nix. Nur gedanklicher Quark ohne interessanten Hintergrund. Und sogar die zahlreichen Internetspiele auf meinem Smartphone nervten mich mit der Zeit. Na ja, immerhin sind sie kostenlos.

Ich saß also in der Anmeldezentrale, am Arbeitsplatz des Psychiaters – dort, wo die Akten der Patienten »geparkt« werden, die sich schon in Behandlung befinden. Diesen Platz finde ich super. Man sitzt mit dem Rücken zum Flur, etwas hinter einer Tür versteckt. Wunderbar, wenn man nicht sofort gesehen wird!

Während ich dem Treiben auf dem Flur lauschte, starrte ich Löcher in die Luft. Dann verschränkte ich meine Arme hinter dem Kopf, lehnte mich nach hinten und dachte darüber nach, was ich morgen tun werde. Lässig wippte ich mit dem Rückenteil des Drehstuhls vor und zurück. Dieses Wippen fährt meinen Kopfprozessor herunter. Es ist wie in einer Wiege: ein schönes, sanftes Schaukeln.

Das kann man aber auch anders haben. Das Schnellboot für die Überfahrt von Kreta zur Trauminsel Santorin war beispielsweise nichts für mich. Mir war so schlecht, ich musste mich ein paar Mal übergeben. Wenn ich das vorher geahnt hätte … Heute habe ich auf Reisen immer etwas gegen Übelkeit dabei, sicher ist sicher. Nun ja, wie dem auch sei, jedenfalls konnte sich mein Körper in dem Moment entspannen und ich fiel in eine Art Stand-by-Modus. Man kennt das ja. Es ist so ähnlich wie die Fressnarkose im Anschluss an einen ordentlich vollen Teller von Mutti mit Sahnepudding zum Nachtisch. Schön, so zusammengesackt im Drehstuhl zu chillen! Leider riss mich dann ein unangenehmes Schultertippen aus meinem Dämmerschlaf.

»Geh mal bitte dem Chirurgen helfen!«, ertönte es aus dem Mund von Anna.

Der emsige Chirurg, Dr. Frederick, war schon im Behandlungsraum und bat um Hilfe. Ich hatte gerade keinen anderen Patienten, um den ich mich kümmern musste, und von den Kollegen war weit und breit keiner zu sehen. Mist, die waren wahrscheinlich wieder alle beschäftigt und hatten mich zurückgelassen! Also bewegte ich langsam meine Glieder aus dem gemütlichen Nest und machte mich auf den Weg.

Um mich zu motivieren, rief Anna mir noch aufmunternd hinterher: »Na komm, Tim, ab geht's! Der Patient ist als blau eingestuft. Er kam selbst hierher. Hat seit einem halben Jahr eine Wunde, die nicht heilt. Es ist auf jeden Fall nichts Lebensbedrohliches, du kannst ganz gemütlich an die Sache herangehen. Ein interessanter Fall, meint Dr. Frederick. Ich muss hier vorn in der Anmeldung die Stellung halten, wenn weitere Patienten kommen.«

Ich marschierte weiter. Zugegeben, ich bin scharf auf außergewöhnliche Fälle – das weiß Anna mittlerweile ziemlich gut.

Als ich das Behandlungszimmer betrat, kam mir gleich ein ekelhafter, süßlich-fauliger Geruch entgegen. Wäre ich nur nicht hergekommen! Aber nun ist es zu spät …

Der ganze Raum riecht nach Verwesung. Ich muss mich zusammenreißen. Ein Blick in die erstaunten Augen von Dr. Frederick und ich weiß, dass auch er mit seinem Riechzentrum im Clinch liegt.

Auf der Trage sitzt ein junger Mann. Ich blicke kurz auf die Akte, die aufgeklappt neben dem Computer liegt. Vor mir sitzt ein 23-jähriger Mann – ich hätte ihn älter geschätzt. Durch sein stark eingefallenes Gesicht stechen seine Wangenknochen hervor. Sein schulterlanges Haar riecht nach oxidiertem Fett, am Haaransatz im fein säuberlich gezogenen Mittelscheitel sind kleine schwarze Viecher zu erkennen.

Oh nein, Läuse! Meine Kopfhaut juckt. Ich brauche sofort einen Kopfschutz. Dr. Frederick reiche ich ebenfalls einen und bitte auch Herrn J., sich einen aufzusetzen.

In der Kleidung des Patienten hat sich der Schmutz vergangener Zeit gesammelt und an einigen Stellen ist sie zerschlissen. Darin steckt ein Mensch, dessen Anblick gewöhnungsbedürftig ist – eine knochige Gestalt, die lautlos nach Hilfe schreit.

Ich habe Mitleid mit dem jungen Mann. Unter seinen langen Fingernägeln befindet sich Schmutz. Die Bakterien unter seinen Achseln tun ihr Bestes, der stechende Schweißgeruch bringt meinen Magen erneut in Wallung. Seine Zähne sind von Karies total zerfressen. Wenn er mit uns spricht, sind nur kleine schwarze Stümpfe in seinem Mund zu erkennen.

Der Patient erzählt von heftigen Zahnschmerzen in der Vergangenheit und davon, wie er sich die schmerzenden Zähne von seinem Kumpel Ralle mit der Rohrzange hat ziehen lassen, weil er nicht krankenversichert ist.

Er hat eine große Wunde am Unterschenkel, die mit Verbandsmaterial umwickelt ist. Der Verband ist total verdreckt und wurde laut Aussage von Herrn J. seit einem Vierteljahr nicht mehr gewechselt. Ich bin neugierig, was sich darunter verbirgt.

Dr. Frederick bittet mich, den Verband aufzuschneiden. Eine schwierige Angelegenheit, da dieser mit der Wunde eine Einheit bildet. Während ich mich mit der Verbandsschere durch die Verkrustungen kämpfe, läuft dem Patienten eine braungelbliche Flüssigkeit die Wade hinunter. Es stinkt!

Plötzlich entkommen mehrere Fliegen an einer offenen Stelle des Verbandes aus ihrem Gefängnis und fliegen direkt auf mich zu. Ich weiche zurück. Schützend wedele ich mit meinen Armen und die Verkrustungen, die an der Schere klebten, verteilen sich im Raum.

Das wird nachher wieder sauber gemacht, denke ich. Da Betty noch immer keinen anderen Job hat, muss sie wieder den Mopp schwingen.

Bloß weg mit den lästigen Fliegen! Das Wedeln mit den Armen scheint sie zu vertreiben. Dr. Frederick hält jetzt den Verband schön straff und ich schneide weiter. Contenance!

Während ich meiner Arbeit nachgehe, mache ich mir so allerhand Gedanken. Es wird seine Gründe haben, warum der junge Mann in diese missliche Lage geraten ist. Ich trete jedem Patienten vorurteilsfrei gegenüber, doch teilweise will ich nicht wahrhaben, wie jemand in solch eine Situation kommen kann. Aber ich akzeptiere es.

Jetzt krabbeln Fliegenlarven unter der versifften Wundauflage hervor. Ein kurioser Anblick – so etwas habe ich noch nie gesehen. Es ekelt mich, aber zugleich fasziniert es mich auch: Die Fliegenlarven haben für eine optimale Wundheilung gesorgt.

Herr J. erzählt, dass die Wunde vor einem Vierteljahr viel schlimmer aussah. Er habe nie einen Arzt aufgesucht. Anfangs habe er noch gewollt, aber dann hat es irgendwann angefangen zu stinken und er habe sich nicht mehr getraut.

Ich blicke dem Patienten in die Augen. Er wirkt hilflos. Kein Wunder, ist ja auch eine ziemlich peinliche Situation für ihn. Am liebsten würde er wohl sofort im Boden versinken.

Im Laufe der Behandlung erfahren wir von seinen umfangreichen Problemen als Dealer. Es sei schwierig, heutzutage guten Stoff zu bekommen. Die Bandbreite des Reinheitsgehalts erstrecke sich von 5 bis 90 Prozent.

Er deale mit Heroin, weil ihm nichts anderes übrig bliebe. Zusätzlich gehe er klauen, vor allem Kaffeepackungen und Zigaretten, die er dann für ein sehr geringes Entgelt weiterverkaufe. Von den vielen Freiern, die er bediene, wolle er gar nicht erst reden. Er müsse nun mal irgendwie seine Sucht finanzieren, anders ginge es nicht. Die Junkies kommen zu ihm, um sich Stoff zu kaufen. Die Sucht sei stärker als der Ekel, meint Herr J. Da schere man sich als Abhängiger auch kaum darum, dass das Needle Sharing sehr gefährlich ist, also wenn man sich mit anderen eine Spritze teilt. Wobei es aber auch einige Anlaufstellen gibt, wo man sauberes Spritzbesteck bekommt. Die Folgen des Needle Sharing sind mit Hepatitis C und HIV Infizierte auf den Straßen – ein Teufelskreis. Schon oft habe er clean werden wollen, doch die verdammte Psyche!

Er stamme aus zerrütteten Familienverhältnissen: vom Vater geschlagen, von der Mutter verstoßen. Seine Eltern seien kaum in der Lage gewesen, sich um ihn zu kümmern, weil sie viel zu sehr mit ihren eigenen Problemen beschäftigt gewesen seien, erzählt er.

Er sei ein ungewolltes Kind gewesen. Einmal hätten seine Eltern in ihrem Rausch sogar versucht, ihn in der Badewanne zu ertränken.

Zwischen Bierflaschen und Zigarettenstummeln habe er seine Kindheit verbracht. Alles habe er anders machen wollen, doch sein Weg sei vorgezeichnet gewesen. Seine angeknackste Psyche habe niemand mehr zu retten vermocht. Im Alter von 14 Jahren habe er den sozialen Rückhalt, nach dem er sich so lange gesehnt hatte, auf der Straße gefunden.

Ich schaue Dr. Frederick an. Wir sind uns einig: Körper, Geist und Seele müssen im Einklang sein, sonst ist der Teufelskreis nicht zu durchbrechen.

Herr J. ist glücklich, als er sich hier im Krankenhaus mit Hilfe duschen darf. Er bekommt einen frischen Verband, dazu saubere Kleidung aus der Kleiderkammer und ein paar Informationen zur Selbsthilfe. Erleichtert, diese peinliche Situation überstanden zu haben, bedankt er sich mehrmals bei uns. Herr J. zieht von dannen, es regnet.

Zurück in der Anmelde- und Arbeitsbeschaffungszentrale, begebe ich mich wieder in den Stand-by-Modus. So leid mir der Mann auch tut, eine Sache nervt mich ganz gewaltig: Der Geruch hat sich in meiner Nase festgesetzt und es kann Stunden dauern, bis ich ihn wieder loswerde.

8. KAPITEL

UNVERHOFFT KOMMT OFT

Kleine Wunder am Arbeitsplatz

Von Anna

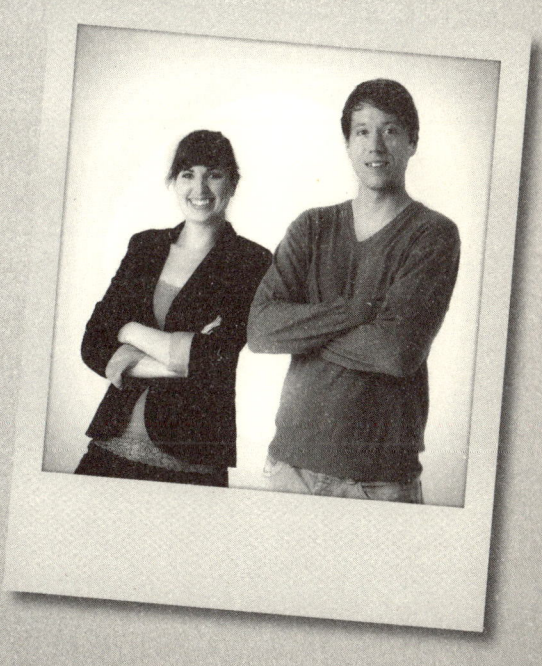

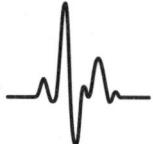

Montag, 11.45 Uhr: Mein Wecker klingelt schon wieder unermüdlich. Es ist allerhöchste Zeit aufzustehen. Nun muss ich mich beeilen, denn ich will noch duschen, bevor Tim laut hupend mit seinem Auto vor der Tür steht.

Ich lebe in einer Maisonettewohnung. Mein Schlafzimmer befindet sich in der oberen Etage. Eine riesige Fensterfront erstreckt sich über die gesamte Höhe der Wohnung.

Gestern nach dem Spätdienst bin ich völlig erschöpft ins Bett gefallen. Die Rollos waren mir egal, ich habe sie einfach nicht heruntergelassen. Das rächt sich jetzt: Die Sonne scheint mir direkt ins Gesicht, sie brennt mir in den Augen.

Schlaftrunken drehe ich mein Gesicht weg von dem hellen Schein. Dann wanke ich halb blind die Treppe hinunter und halte mich dabei am Geländer fest.

Bei mir herrscht das geordnete Chaos, wie ich immer behaupte. Ich bahne mir meinen Weg über Klamottenberge und die letzten Reste der Party vom Wochenende. Wer soll das bloß alles wieder aufräumen? Im Vorbeigehen bitte ich die Kaffeemaschine, mir schnellstmöglich einen schönen Wachmacher zu kochen. Zum Glück habe ich noch zwei Pads, um sie füttern zu können. Nur schnell unter die Dusche gehüpft, ein bisschen Deo unter die Achseln, ein Hauch Rouge auf die Wangen und Wimperntusche aufgetragen, da klingelt es auch schon an der Tür.

Ach Tim, wie immer 20 Minuten zu früh! Der frühe Vogel fängt den Wurm – das scheint sein Motto zu sein. Der liebe Tim ist der einzige Mensch, den ich kenne, der wirklich immer vor der vereinbarten Zeit erscheint. Er ist das wahre Gegenstück zu allen notorischen Zuspätkommern.

Ich bin aber ein Mensch, der fast immer genau zur vereinbarten Zeit fertig ist. Tim bringt damit regelmäßig meinen genauen Zeitplan durcheinander. So passiert es öfter, dass er klingelt, bevor meine Haare getrocknet sind oder ich mir überlegt habe, was ich anziehe. Dann schicke ich ihn noch mal los, eine Currywurst essen oder so. Er dürfte das Fast-Food-Angebot in meiner Wohngegend mittlerweile ganz gut kennen. In diesem Sinne: Der frühe Vogel kann mich mal.

Heute jedoch macht es mir gar nichts aus, dass er schon da ist. Ich bin schon fast angezogen und fertig geschminkt, also drücke ich den Türöffner und setze einen zweiten Kaffee auf. Meine Laune steigt, denn ich werde mit einem überschwänglichen »Guten Morgen!« und einem dankbaren Blick für den frischen Kaffee begrüßt. Da noch etwas Zeit ist, können wir uns erst einmal gemütlich mit unserem heißen, duftenden Getränk auf die Couch setzen, bevor wir uns auf den Weg zum Spätdienst machen müssen.

Tim erzählt mir von einer interessanten Doku über Autisten, die gestern nach dem Spätdienst im Fernsehen lief. Daraus entwickelt sich ein interessantes Gespräch, wir quatschen über dies und das.

Irgendwann fragt Tim, ob ich denn wüsste, dass die Ärzte heute streiken. Damit trifft er bei mir einen Nerv. Denn ich finde, wir Pflegekräfte sollten auch mal die Arbeit niederlegen und einen richtig fetten Streik anzetteln.

Es wird schließlich immer mehr Leistung bei geringeren Bezügen gefordert. Die Pflege wird zunehmend unwürdiger. Wir

Pflegekräfte geben einen Großteil unseres Soziallebens auf. Bei einer Vollzeitstelle verbringt man zwei bis drei Wochenenden im Monat auf der Arbeit, während die Freunde gemeinsam die freie Zeit genießen und etwas unternehmen können. Auch arbeitsfreie Feiertage sind für viele andere Arbeitnehmer selbstverständlich – sie können sie mit ihrer Familie verbringen. Wir Pflegekräfte dagegen fahren deutschlandweit zu Tausenden in die Kliniken, um zum Beispiel an Weihnachten oder Silvester Dienst zu schieben.

Ich hoffe, dass die hochrangigen Entscheidungsträger unserer Gesellschaft – sollten sie mal schwer krank werden – auf eine hoch motivierte Pflegekraft treffen, die sich aus Nächstenliebe und Überzeugung um ihre Patienten kümmert und nicht wegen der Bezahlung, die immer weniger und vor allem der Leistung immer weniger gerecht wird. So etwas soll es tatsächlich noch geben.

Und wie sieht es mit den Aufstiegsmöglichkeiten aus? Viele Weiterbildungsangebote, an denen man persönlich interessiert ist, müssen aus eigener Tasche bezahlt werden. Außerdem regelt der Tarifvertrag die Entwicklungsstufen: Zuerst ist man jung und neu im Unternehmen. Dann klettert man in ein paar Jahren eine Stufe höher auf der Leiter. Man wird sozusagen für seine Treue zum Unternehmen bezahlt. Da stellt sich mir die Frage: Kann man es nicht als Diskriminierung von jüngeren Arbeitnehmern ansehen, wenn sie weniger Geld für die gleiche Arbeit bekommen? Oder erhalten ältere Mitarbeiter mehr Geld für ihre Bereitschaft, die neuen Kollegen berufsbegleitend einzuarbeiten?

Bitte versteht mich nicht falsch: Dafür sind wir den älteren Arbeitnehmern sehr dankbar. Aber wieso erhalten wir Jüngere weniger Geld und sollen zudem noch darauf hoffen, dass uns der Arbeitgeber die Weiterbildungen finanziert? Sind das wirklich adäquate Karrierechancen für junge Menschen in der Pflege?

Sind wir Pflegekräfte nicht diejenigen, die die meiste Zeit mit den Patienten verbringen? Wir beobachten ihre Fortschritte während des Genesungsprozesses und vermitteln. Gern arbeiten wir mit den Ärzten Hand in Hand, wenn sie uns als Partner und nicht als Putzkraft oder Handlanger betrachten. Und auch alle anderen sollten die Erfahrung von Pflegenden nicht unterschätzen, besonders wenn diese schon seit vielen Jahren Dienst am Menschen leisten. Etwas mehr Anerkennung für unseren Beruf wäre angebracht. Übrigens: Den Beruf der Fachpflegekraft für die Notaufnahme gibt es leider noch nicht in Deutschland, nur in der Schweiz, wo die Qualifizierung strukturiert und damit die Bezahlung auch besser ist.

Während Tim und ich uns unterhalten, vergeht die Zeit wie im Flug. Wir haben sie völlig vergessen und müssen uns nun beeilen. Also auf zum Dienst!

Völlig erschöpft vom anstrengenden Busfahren im Mittagsverkehr kommen wir endlich am Krankenhaus an. Nun wirst du dich sicherlich fragen, warum wir denn mit dem Bus gefahren sind. Na ja, der Bordcomputer im Auto zeigte an, dass wir noch locker 30 Kilometer fahren könnten, bevor der letzte Tropfen Benzin verbraucht wäre. Ich wollte tanken fahren, aber Tim bestand darauf, seinem Auto zu vertrauen. Ha! Weibliche Intuition ist eben doch besser.

Das Auto steht jetzt knapp fünf Kilometer vom Krankenhaus entfernt auf der Straße. Wenigstens hat Tim es noch geschafft, in eine zufällig frei werdende Parklücke zu fahren.

Ich sehe auf meine Uhr und werfe Tim einen letzten vorwurfsvollen Blick zu. Es ist zehn Minuten vor Dienstbeginn und wir müssen uns noch umziehen. Jetzt heißt es wieder Beeilung.

Wir stürmen nebeneinander durch den Haupteingang ins Krankenhaus, biegen nach rechts ab, dann geht es geradeaus durch die Haupthalle. Gleich haben wir es geschafft. An der

Umkleidekabine angekommen, murmelt Tim ein kurzes »Bis gleich« und verschwindet. Das ist unser tägliches Ritual.

Ein paar Minuten später verlasse ich die Kabine in Arbeitskleidung. Tim ist auch fertig – perfektes Timing. Jetzt stehen uns ein paar mehr oder weniger anstrengende, aber auch aufregende Stunden bevor. Wir schärfen unsere Sinne, um auf dem kurzen Weg zum Aufenthaltsraum einen Eindruck von der momentanen Stimmung zu gewinnen.

Um einschätzen zu können, wie stressig es gerade in der Notaufnahme ist, gibt es verschiedene Indikatoren: Da ist zum einen die Anzahl der freien Tragen, die vor den Fahrstühlen am Eingang bereitstehen, und zum anderen der Lautstärkepegel in den Räumlichkeiten der Notaufnahme. Auch sollte man einen flüchtigen Blick in den Warteraum werfen, um die Anzahl der unbesetzten Sitzplätze zu erfassen. Wobei selbst das geübte Auge nicht immer zwischen Patienten und Angehörigen unterscheiden kann.

Der letzte, aber wichtigste Indikator für den momentanen Stressfaktor ist der Zustand der Kollegen der vorherigen Schicht. Reißen sie fast zu Tränen gerührt die Arme in die Luft, warten sie sehnsüchtig auf die Ablösung und können es kaum erwarten, nach Hause zu gehen, dann ist es gerade sehr stressig in der Notaufnahme.

Gemeinsam schlendern Tim und ich am Warteraum vorbei. Großartig, nur jeder zweite oder dritte Sitzplatz ist belegt! Mit einem Blick zu den Fahrstühlen stellen wir fest, dass nur die Hälfte der Tragen im Einsatz ist, und auf dem Flur herrscht eine meditative Stille. Das ist vielversprechend! Nun fehlt nur noch ein Blick auf die Kollegen. Da kommt uns Schwester Andrea mit dem Kommentar »Alles okay!« entgegengeschlendert.

Tim und ich schlurfen gemütlich weiter Richtung Aufenthaltsraum. Ich kann mir ein Grinsen nicht verkneifen und Tim nickt mir zufrieden zu. Gut gelaunt trinken wir noch eine Tasse Kaffee, bevor die Kollegen des Frühdienstes uns die Patienten übergeben und in die wohlverdiente Freizeit entlassen werden.

Eine unserer Hauptaufgaben ist die Vorbereitung der Patienten für die Untersuchung durch die Ärzte oder für eine Operation. Und auch heute winkt mich Pfleger Bobby gleich nach der Übergabe zu sich heran. Er hat den Spätdienst in der Anmeldezentrale übernommen.

Eine meiner ersten Aufgaben heute ist also die Vorbereitung einer Patientin mit einer Oberschenkelhalsfraktur für die Operation. Die ältere Dame ist über den Läufer in ihrem Wohnzimmer gestürzt und nun ist ihre Hüfte gebrochen. So ist das leider im Alter: Da kann einem schon die Teppichkante zum Verhängnis werden, wenn die Tiefensensibilität abnimmt und das Zusammenspiel von Muskeln, Sehnen und Rezeptoren nicht mehr ganz reibungslos funktioniert. Ein weiteres klassisches Beispiel aus dem Alltag ist folgendes: Der Bus fährt los, aber Opa überschätzt sich und hält sich nicht fest. Plumps, er stürzt und der große Oberschenkelhalsknochen ist kaputt.

Da fällt mir ein, dass ich immer noch nicht bei meiner Oma war, um alle Stolperfallen in ihrer Wohnung aus dem Weg zu räumen. Aber ich schweife schon wieder ab mit meinen Gedanken. Zurück zur Patientin.

Ich entkleide sie, mache ein EKG und nehme ihr Blut ab. Sie hat sehr starke Schmerzen. Vorsorglich begebe ich mich auf den Weg zum »Giftschrank«, um ein Betäubungsmittel zu holen. In ihrem Fall wird Dr. Frederick wahrscheinlich ein synthetisches Opioid verschreiben.

Die Richtlinien des Betäubungsmittelgesetzes besagen, dass Betäubungsmittel sicher verschlossen verwahrt werden müssen. Zudem muss streng Buch über ihren Ein- und Ausgang geführt werden. Das dient der Bestandskontrolle.

Als ich in der Anmelde- und Arbeitsbeschaffungszentrale vor dem »Giftschrank« stehe und gerade den Schlüssel umdrehen will, fragt mich Pfleger Bobby, ob ich gerade Zeit hätte. Zeit für einen Kaffee oder was?, denke ich. Gern! Da ich aber weiß, dass Bobby auf etwas anderes hinauswill, antworte ich nur leise grummelnd: »Eigentlich nicht!« Immerhin will ich der Teppich-kanten-Dame noch ihr Schmerzmittel verabreichen und sie für ihre Operation vorbereiten. Aber Bobby sieht so verzweifelt aus, weil mal wieder viel zu wenig Personal anwesend ist.

»Frau P. hier draußen ist als orange eingestuft und ich kann sie wegen ihrer plötzlich auftretenden starken Schmerzen nicht warten lassen. Zu der Frau mit der Oberschenkelhalsfraktur schicke ich gleich Dr. Frederick. Der kann auch mal allein das Schmerzmittel verabreichen«, sagt Bobby.

Beim Blick durch die Glasscheibe sehe ich einen aufgelöst wirkenden Mann, geschätzte 30 Jahre jung. Die korpulente Frau daneben scheint zu ihm zu gehören. Sehr aufgeregt tigert sie vor der Anmeldescheibe hin und her. Sie muss starke Schmerzen haben, denn sie krümmt sich ständig. Ihre Atmung wird immer schneller. Nicht, dass die gute Frau hier noch hyperventiliert! Na gut, dann sehe ich sie mir mal genauer an.

Ich gehe auf die beiden zu. Mit einer leisen, freundlichen Stimme und gutem Zureden versuche ich, Frau P. zu beruhigen. Bobby winkt mir hinter der Anmeldescheibe zu und zeigt auf den Becher in seiner Hand. Ach so, er erinnert mich an den Urin- beziehungsweise Schwangerschaftstest. Wenn ich dich nicht hätte, mein Freund!

Frau P. hat sich inzwischen auf die Trage gelegt, aber sich immer noch nicht beruhigt. Hm, irgendwie gefällt mir das nicht. Ob das Grummeln in meinem Bauch von diesem Gefühl oder doch eher vom Hunger herrührt, kann ich zu diesem Zeitpunkt nicht sagen.

Mit der Patientin, Typ Plattenbau-Göre, und dem hilflosen, überforderten Freund im Schlepptau mache ich mich auf den Weg zum gynäkologischen Behandlungsraum. Ohne einen konkreten Plan, wie ich jetzt eigentlich weiter vorgehen will, bitte ich den Mann, vor dem Behandlungsraum zu warten.

Die Trage mit der Patientin parke ich vor dem Arzttisch. Im Behandlungsraum ist gerade so Platz dafür. Ah ja, der Urin! Wo ist ihr Urin?

Ich frage sie höflich, ob sie denn momentan Wasser lassen kann, und bitte sie, in den Becher zu pinkeln. Sie windet sich auf der Trage hin und her, fummelt hier, fummelt dort. Ganz schön nervös, die Frau!

Krampfhaft versuche ich, sie zu beruhigen und einige Informationen einzuholen. Aha! Bei der letzten gynäkologischen Untersuchung hat ihre Gynäkologin wohl eine Blutblase festgestellt.

Da Frau P. weiterhin ordentlich hyperventiliert, nehmen ihre Hände trotz meiner Beruhigungsversuche die Pfötchenstellung ein. Das ist typisch: Die Hände kribbeln, verkrampfen und werden schließlich wie die Pfötchen von Hunden, die nur auf ihren Hinterpfoten stehen, in die Luft gehalten. Man nennt das auch Hyperventilationstetanie.

Wie ein Käfer auf dem Rücken liegt sie nun da. Sie wird sauer – vielleicht, weil sie zu viel Sauerstoff einatmet?! Abhilfe schafft da eine Tüte. Ich drücke ihr einen Kotzbeutel vor Mund und Nase und fordere sie auf, langsam und konzentriert ein- und auszuatmen. Nach ein paar Atemzügen in die Plastiktüte hinein löst sich ihre Verkrampfung langsam wieder.

An den Urin erinnert, strampelt sie sich ihre Hose herunter und murmelt wieder etwas von der Blutblase. Ihr Bauch ist allgemein speckig und nur auf einer Seite prall. Immerhin atmet sie nun ruhiger.

Ich schaue etwas ratlos in ihren Schritt und mache mir Gedanken über die erwähnte Blutblase. Davon habe ich zwar nie etwas gehört, aber im schlimmsten Fall kann sich diese vielleicht plötzlich entleeren.

Auf einmal sagt Frau P., es fühle sich an wie bei der Geburt der anderen beiden Kinder. Ich gehe nicht weiter darauf ein und denke: So eine Blutblase zwischen den Eierstöcken muss schon schlimm sein und höllisch wehtun. Dann sehe ich plötzlich einen kleinen Kopf zwischen den Beinen der Patientin.

Oh Gott, schnell, ich muss Bobby anrufen! So ein Mist! Wann kommt denn endlich die Gynäkologin? Ich glaube, Frau P. bekommt ein Kind.

Was für ein schlauer Satz von mir. Natürlich »glaube« ich es nicht, ich sehe es ja schließlich. Nur kann ich es im Moment einfach nicht fassen. Da ist ein winziger Mensch zwischen den Beinen der Patientin. Oh Gott, ein Gesicht, ein kleines, schrumpeliges, mit Blut beschmiertes Menschengesicht und eine Schulter ... Wow, was für ein Adrenalinschub! Da kommt eine korpulente Frau, die mir etwas von einer Blutblase erzählt, und dann hat sie plötzlich einen Säugling zwischen ihren Beinen. Wow!

»Bitte entschuldigen Sie, Frau P., damit habe ich einfach nicht gerechnet. Aber ich werde Ihnen helfen«, sage ich mit aufgeregter, zittriger Stimme.

»Uahh!«, schreit sie. »Jetzt holen Sie doch endlich das Kind da raus!« Dann presst sie mit schmerzverzerrtem Gesicht weiter.

Die Sekunden vergehen wie Stunden, ich bin wie versteinert. Ich fühle mich handlungsunfähig und habe Angst, etwas falsch zu machen. Kurz denke ich an die Bücher, die ich über Geburten gelesen habe. Mein Kopf ist leer, aber ganz automatisch tue ich, was zu tun ist. Als Erstes umfasse ich schützend den Kopf des Säuglings.

Bobby kommt durch die Tür gestürmt und eilt mir zu Hilfe. Aus dem Augenwinkel sehe ich, wie der Freund der Patientin panisch versucht, Bobby in den Behandlungsraum zu folgen. Doch der schafft es gerade noch rechtzeitig, die Tür hinter sich zu schließen. Das wäre jetzt zu viel für den Freund.

Wortlos und überwältigt ziehen wir gemeinsam den Säugling ins Leben. Es ist ein Junge – winzig klein und zerbrechlich. Er schreit! Er lebt! Was für ein wunderbarer Klang für unsere Ohren. Wenn er schreit, ist alles okay, das weiß ich.

Ich wickele das Neugeborene in ein Laken und lege es der Mutter auf die Brust. Sie ist sehr erschöpft, ein wenig außer Atem und blass um die Nase. Doch sie sieht glücklich aus.

Die Gynäkologin und die Geburtshelfer kommen in den Behandlungsraum gestürmt. Bobby und ich sind froh, dass der Kleine und seine Mama nun in guten Händen sind.

Die Ärztin wickelt den Säugling in ein Handtuch, das noch kuscheliger ist, und läuft mit ihm in den Schockraum. Ihre Helfer aus der Geburtsklinik schieben Frau P. auf der Trage hinterher. Ohne nachzudenken, laufe auch ich ihnen hinterher.

Bobby, vorausschauend wie er ist, nimmt den perplex dreinblickenden Freund währenddessen zur Seite, bietet ihm einen Schluck Wasser an und gratuliert ihm herzlich zu seinem Sohn. Der junge Mann weiß gar nicht, wie er sich verhalten soll. Automatisch will er den anderen in den Schockraum folgen. Aber Bobby verwickelt ihn in ein Gespräch, um ihn abzulenken. Der junge Mann bleibt widerwillig bei ihm.

Im Schockraum sehe ich einige Geräte, die normalerweise nicht dort sind, unter anderem eine Wärmelampe und ein Inkubator. Anscheinend hat Bobby das Notfallteam aus dem Kreißsaal informiert.

Zum ersten Mal seit einer gefühlten Ewigkeit kann ich durchatmen. Ich stehe in dem Raum, in dem ich schon viele Notfallpatienten versorgt habe und normalerweise weiß, was ich zu tun habe, aber in diesem Moment fühle ich mich fremd.

Ich beobachte die routinierten, schnellen Handgriffe der Geburtshelfer. Sie legen dem Säugling einen winzigen venösen Zugang, mit kleinsten Schläuchen saugen sie den Schleim aus seiner Lunge und ein Monitor überwacht seine Herztöne.

Das Blut rauscht in meinen Ohren und ich fühle mich hilflos. Ich sehe das Neugeborene und beobachte die Situation, aber kann es noch immer nicht verstehen.

Das Kreißsaalteam ist rasend schnell fertig mit der Erstversorgung. Der schreiende Säugling wird in den kuschelig warmen Inkubator gelegt; seine Mutter liegt immer noch erschöpft nebenan auf der Trage und erhält Zuspruch von den Geburtshelfern. Dann machen sie sich allesamt auf den Weg in die Geburtsklinik.

Ich lausche dem verhallenden regelmäßigen Piepen des Monitors, der den Herzschlag des Neugeborenen überwacht. Der Schockraum ist plötzlich leer. Ich bin allein und höre meinen schnellen, kräftigen Herzschlag lauter als je zuvor. Meine Ohren rauschen und meine Hände zittern. Das war zu viel für mich. Damit hatte ich nicht gerechnet. Ich muss an die frische Luft, und zwar schnell.

Draußen angekommen, atme ich tief ein und dann langsam wieder aus. Ich versuche, mich zu beruhigen. Es klappt nicht, ein Gefühlschaos überwältigt mich. Eine dicke Träne läuft mir über die Wange, ich kann mich nicht beherrschen. Die Zeit scheint stehen geblieben zu sein.

Alle Eindrücke der letzten Stunde stürzen auf einmal auf mich ein. Auch wenn ich der Frau helfen konnte, fühlte ich mich nicht so. Es ist das Natürlichste auf der Welt, aber wer rechnet denn an einem stinknormalen Tag in der Notaufnahme mit so etwas?

Das Wunder der Geburt hat mir wirklich den Boden unter den Füßen weggezogen. Es war unglaublich, so einen kleinen Menschen ins Leben zu holen. In der Ausbildung oder im Privatleben habe ich mich nie für Säuglinge oder Kinder interessiert. Aber langsam begreife ich, dass die alltäglichen Wunder des Lebens es so wertvoll machen.

9. KAPITEL

EIN ECHT BESCHISSENER TAG

Viel Druck im System

Von Tim

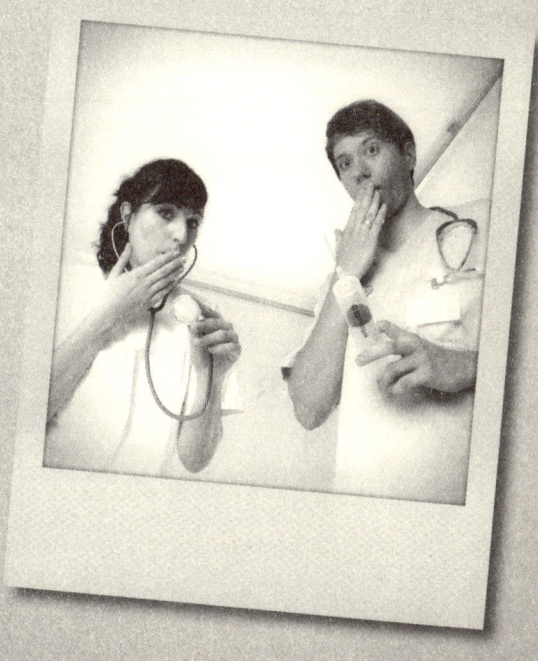

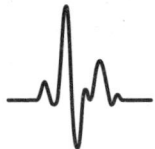

Heute ist wieder einer dieser verdammten Tage, an denen mich der Stress förmlich auffrisst. Alle Patienten wollen gleichzeitig versorgt werden. Wenn ich mich doch nur klonen könnte!

Warum müssen eigentlich alle Patienten immer gleichzeitig und unbedingt sofort auf die Toilette? Ein ungewöhnliches Phänomen, ich nenne es das Schließmuskelphänomen. Die Schließmuskeln der Patienten kommunizieren scheinbar auf mysteriöse Weise miteinander. Kurzzeitig muss ich nun schon die chirurgischen Behandlungsräume mit internistischen Patienten belegen, weil zu viele Leute auf einmal auf die Toilette müssen. Die Chirurgen sind davon jedenfalls nicht begeistert.

In der einen Hand eine Urinflasche, in der anderen eine randvolle Bettpfanne, laufe ich von einem chirurgischen Behandlungsraum über den Flur der Notaufnahme. Ich will mit den Exkrementen zur Spüle. Diese befindet sich weiter hinten, im internistischen Bereich. Wie immer, wenn ich über den gefüllten Flur gehe, habe ich verloren, denn etliche Patienten schauen mich mit großen Augen Hilfe suchend an. Ich kann mich über einen Mangel an Arbeit wirklich nicht beklagen.

Da ist schon wieder ein Patient – einer von fünf auf meiner Liste –, der ganz dringend auf die Toilette muss. Zwischen zwei internistischen Behandlungsräumen ruft er mit lauter, forscher

Stimme nach mir; er scheint es wirklich ziemlich eilig zu haben. Ich verspreche, in einer Minute zurück zu sein, und bitte ihn zu warten.

Mit großen Schritten gehe ich durch einen der Behandlungsräume zur Spüle. Das alte Ding ist widerlich, ständig kaputt. Manchmal ist es verstopft, aber man kann es dann auch nicht einfach ausstellen. Und wenn man es nicht ausstellt, geht die Klappe nicht auf. Das Schmutzwasser, das noch nicht abgesaugt werden konnte, sammelt sich dann in der Maschine und verbreitet einen unangenehmen Geruch zwischen den internistischen Behandlungsräumen. Wenigstens läuft aufgrund eines Abstellmechanismus kein Frischwasser mehr in die Maschine, das würde sie zum Überlaufen bringen.

Ab und zu bemerkt man auch einen unangenehmen Geruch, während die Spüle laut ruckelnd arbeitet. Durch den Wasserdampf verteilen sich nach dem Öffnen der Klappe, also nach einem Spülvorgang, kleinste Wasserpartikel im Raum – eine »Wohltat« für den Geruchssinn.

Nun kann man sich fragen, warum das so ist. Wieso wird die Spüle nicht repariert? Aber sie wird ja repariert, sogar mehrmals im Monat. Und warum kauft man nicht einfach eine neue? Weil kein Geld da ist. Stattdessen wird Flickschusterei betrieben; dem Krankenhaus bleibt anscheinend nichts anderes übrig.

Heute habe ich Glück, die Spüle arbeitet einwandfrei. Erledigt, die Exkremente rutschen geradewegs ab in die Kanalisation. Was für ein Spaß, der Nächste bitte! Ich will mich schließlich nicht beklagen, sondern weiter meine Arbeit verrichten.

Auf dem Weg zurück zum Patienten auf dem Flur gehe ich durch den Behandlungsraum, wo gerade unsere Internistin Frau Dr. Stumpf arbeitet. Im Vorbeigehen sage ich ihr noch schnell, dass sie jetzt für eine gewisse Zeit allein klarkommen muss. Sie ist nicht gerade begeistert, aber ich kann es leider nicht ändern.

Dann muss sie sich halt mal selbst die Patienten in den Behandlungsraum holen.

Nun habe ich endlich Zeit für das ganz dringende Bedürfnis des Patienten. Kaum bin ich wieder auf dem Flur, schnipst er nach mir – wie früher in der Schule. Seine Angehörigen sehen mich mit stechenden und erwartungsvollen Blicken an. Offenbar versuchen sie, Druck auf mich auszuüben, damit ich sofort aktiv werde.

»Ich bin Herr K.«, sagt der Patient prompt, nachdem ich mich als Pfleger Tim vorgestellt habe. Er erzählt mir von den Verstopfungen, die seit mehreren Wochen seinen Leib verschließen. Es fühle sich an, als habe er einen Korken im Hintern.

Ich hebe seine Decke ein wenig hoch und kann seinen Bauch sehen. Er ist prall wie ein aufgeblasener Luftballon. Darin grummelt es kräftig – da braut sich was zusammen.

Am liebsten möchte ich Herrn K. auf seiner Trage in einen Behandlungsraum fahren und ihm eine Bettpfanne geben.

»Nein! Nein!«, rufen seine Angehörigen.

Obwohl ich sie über seinen Gesundheitszustand aufgeklärt habe, bestehen sie darauf, mit ihm zur Toilette gehen zu dürfen. Ich wiederum beharre auf meinem strikten Nein, denn der Kreislauf des Patienten kann in einer solchen Situation ganz schnell lebensgefährlich durcheinandergeraten und am Ende haben wir dann den Salat. Eine heiße Diskussion entbrennt.

Die Angehörigen stacheln Herrn K. an; er soll sich durchsetzen. Ich habe das Gefühl, er wäre ohne sie einsichtig und würde eine Bettpfanne nehmen. Aber er lässt sich überreden und macht den Verwandten zuliebe das, was sie von ihm verlangen.

Wer hat seine Angehörigen bloß in die Notaufnahme gelassen?!, denke ich. Alles wäre so einfach gewesen, aber gut.

Wortlos und kopfschüttelnd gehe ich zurück zu Frau Dr. Stumpf und berichte ihr von der Situation. Daraufhin läuft sie forsch aus dem Behandlungsraum und auf die Menschentraube um Herrn K. zu. Ich beobachte das Ganze aus sicherer Entfernung vom Behandlungsraum aus.

Wild gestikulierend versucht auch die Ärztin noch einmal, die Angehörigen sowie den Patienten zur Einsicht zu bewegen, doch es hilft alles nichts. Frau Dr. Stumpf dreht sich fassungslos um und lässt die Menschen stehen. Sie schaut mich an, nickt mir zu und bittet mich, alles fein säuberlich in der Akte des Patienten zu dokumentieren.

Während ich das erledige, sehe ich, dass Herr K. nach dem Manchester-Triage-System als gelb eingestuft ist. Auf der Krankenhauseinweisung des Hausarztes lese ich außerdem, dass er einen veränderten Hämoglobinwert hat. Das scheint noch nicht lebensbedrohlich zu sein, kann aber schon zu Komplikationen führen. Hämoglobin ist übrigens der Teil der roten Blutkörperchen, der den Sauerstoff transportiert.

Nachdem ich das Schriftliche erledigt habe, gehe ich wieder zu Herrn K., wobei ich mir einen Weg durch die Menschentraube bahnen muss. Dann setze ich gekonnt die Trage in Bewegung und wir steuern schnurstracks auf die Toilettentür zu – immer den langen Flur entlang, vorbei an den anderen, wartenden Patienten.

Unfassbar, obwohl sie sehen, dass ich etwas zu tun habe, rufen sie alle nach mir! Stur setze ich unsere Fahrt fort. Bloß nicht nach hinten blicken! Ich muss weg hier.

Die Angehörigen des Patienten folgen uns unaufgefordert zum Herrenklo.

Leider ist es dort etwas eng. Die Behindertentoilette ist viel geräumiger, dort könnte man mit der ganzen Trage hineinfahren. Aber sie ist mal wieder verstopft. Also bleibt uns keine andere Wahl. Da muss Herr K. eben mal ein paar Schritte gehen, immerhin will er es ja so.

An der Toilette angekommen, parke ich die Trage so vor der Tür, dass diese durch das Kopfteil offen gehalten wird. Nun stehe ich zwischen Toiletteneingang und Trage.

Herr K. wuchtet seinen dicken Leib in eine halbwegs aufrechte Sitzposition. Ich helfe ihm beim Aufstehen, indem ich ihm meine Hände reiche und ihn nach vorn zu mir herziehe. Dabei muss ich aufpassen, dass er mich nicht nach unten reißt; der Herr hängt sich ganz schön rein.

Als er halbwegs passabel aufrecht steht, knote ich ihm das altbewährte Patientenhemd hinten zu, damit man seinen riesigen Po nicht sofort sehen kann. Seine braunen, zerschlissenen Pantoffeln werden durch sein starkes Übergewicht – ich schätze 150 Kilo bei einer Größe von 1,75 Meter – ziemlich zerquetscht. Sein schwerer Körper drückt seine Knie nach außen, seine Beine bilden dabei ein O.

Seine Angehörigen stehen verwundert neben mir und glotzen mich an, als ob es einem Weltwunder nahekäme, dass Herr K. laufen kann. Wahrscheinlich bin ich seit langer Zeit der Erste, der ihn mal wieder ein paar Schritte gehen lässt. Zu Hause soll er wahrscheinlich den Topf im Bett benutzen, wenn er mal muss, und hier in der Notaufnahme wird gefordert, dass er aufstehen soll. Ich weiß es natürlich nicht. Aber ich bin gerade wütend und würdige die Angehörigen keines Blickes.

Ein Schwindelgefühl beim Stehen verneint Herr K., also geht es los. Mein dünnes Ärmchen vergräbt sich unter seiner feuchtwarmen und haarigen Achsel zwischen den Fettpolstern. Zum Glück sind es nur ein paar Schritte bis zum rettenden Porzellan. Trotzdem ist jeder von ihnen eine Qual. Herr K. japst nach Luft. Sein dicker, teigiger Hals drückt ihm auf die Luftröhre, er bekommt einen hochroten Kopf.

Geschafft! Die Schwerkraft tut ihr Übriges und Herr K. plumpst, von mir gestützt, auf die Schüssel. Mehrmals fordere ich ihn auf, tief durchzuatmen. Seine Atmung wird langsam ruhiger, allerdings wird er auch immer stiller und sein gerade noch hochrotes Gesicht wird blasser.

Erschrocken und voller Sorge frage ich ihn, was los ist. Herr K. antwortet nicht, weil er mit seinem Schluckreflex kämpft. Dann ertönt ein lauter Knall – ein gewaltiger Furz scheint die Kloschüssel zu sprengen. Da stimmt etwas nicht, das sagt mir mein Verstand. Der Patient wird noch blasser, sein Körper ist schweißgebadet. Neugierig versucht er, hinter sich in die Schlüssel zu gucken; er kann sich kaum halten. Da es ihm schwerfällt, etwas zu sehen, steht er umständlich auf.

Ich stehe neben ihm und gucke nun auch erwartungsvoll in die Kloschüssel. Oh weh, Herr K. blutet! Eine bräunlich-schwarz-rote Flüssigkeit läuft ihm aus dem Hintern. In der Schüssel hat sich ein See gebildet, es riecht fürchterlich nach Kot, Urin und Eisen.

Herr K. lässt sich wieder auf die Schüssel fallen, er ist völlig erschöpft. Ich brauche unbedingt Hilfe, denn allein bekomme ich diesen schweren Kerl nicht von der Toilette herunter. Also rufe ich laut über den Flur.

Pfleger Bobby hat heute Dienst in der Anmeldezentrale. Er eilt mir zu Hilfe und schiebt die Trage in die viel zu enge Toilette. An seinem Gesichtsausdruck erkenne ich, dass seine Geruchsrezeptoren ihm mal wieder einen Strich durch die Rechnung machen und die Botschaft im Eiltempo an seinen Magen schicken. Und weg ist er. Eine sehr gute Idee, Bobby, lass mich ruhig allein!

Wenigstens schafft er es, Frau Dr. Stumpf sofort zu benachrichtigen. Sie kommt hektisch angelaufen und guckt ebenfalls erstaunt in die Toilette. Jetzt wisse sie schon mal, warum der Hämoglobinwert gefallen ist, sagt sie, als sie die Suppe in der Kloschüssel sieht.

Ganz schön abgebrüht, diese Frau. Sie braucht unbedingt Urlaub, eine Auszeit vom alltäglichen Wahnsinn in der Notaufnahme. Strandurlaub auf den Seychellen, sich den ganzen Tag über in der heißen Sonne aalen, Kultur und Leute kennenlernen, es sich einfach gut gehen lassen, Cocktails schlürfen und sich abends beim Tanzen amüsieren … Ja, das wäre doch etwas Schönes. Hauptsache, weit genug weg von der Notaufnahme!

Doch zurück zu unserem Patienten: Angestrengt versuche ich, ihn wieder auf die Trage zu wuchten. Bei diesem Manöver kotzt er schwallartig auf meine weiße Hose. Ich kann kaum glauben, was ich da sehe. Ist das etwa …? Das Zeug sieht genau so aus wie das in der Schüssel. Es stinkt!

Automatisch reiche ich Herrn K. ein paar Papiertaschentücher und helfe ihm dabei, sein Gesicht zu waschen. Er tut mir total leid. Aber immer wieder kämpfe auch ich mit meinem Würgereiz. Da stehe ich nun auf der Herrentoilette, um mich herum frisches und altes Blut, Urin, Kot und Schweiß. Ich fühle mich gerade total unwohl! Ich muss hier raus! Fluchend verlasse ich fluchtartig die Toilette und lasse Herrn K. mit Frau Dr. Stumpf allein. Ich bin kurz davor, mich zu übergeben, und halte meine Hand schützend vor Mund und Nase. Schnurstracks laufe ich den Flur entlang in Richtung Hinterausgang. Ich suche einen Fluchtweg, will auf kürzestem Weg nach draußen an die frische Luft. Leider muss ich dazu durch die inoffizielle Raucherecke gehen.

Aber mir ist momentan alles egal. Ich will das alles nicht mehr. Außerdem brauche ich eine frische Hose. Notdürftig wische ich die beschmutzte mit einem Tuch sauber, das ich mir auf dem Weg geschnappt habe. Dabei stelle ich wieder einmal meinen Beruf infrage. Im Fernsehen sah das immer alles so toll aus. Doch das war, bevor ich mich für die Notaufnahme entschieden hatte.

Die Raucherecke ist ziemlich voll. Hier ist mir zu viel Qualm. Ich laufe weiter und höre dabei die fragenden Rufe der Kollegen von den anderen Stationen. Sie wollen wissen, warum ich es so eilig habe.

Im Park hinter dem Krankenhaus drehe ich mehrere Runden, immer um den Brunnen herum. Es ist dunkel. Ich reiße meine Arme hoch, atme dabei tief ein und schaue in den Sternenhimmel. Beim Absenken der Arme atme ich, so schnell es geht, wieder aus. Ich habe das Gefühl, so könnte ich alle Gerüche loswerden. Meine Yogaübung wiederhole ich noch mehrmals und mache mir dabei weitere Gedanken.

Verdammt noch mal, was war das eben?! Darauf wurde ich in meiner Ausbildung nicht vorbereitet.

Ein paar weitere tiefe Atemzüge, es geht mir langsam besser. Gebt mir noch ein paar Sekunden, denke ich und genieße die herrlich kühle Herbstluft. Diese fünfminütige Auszeit, fernab von allem Trubel, war toll und momentan eindeutig notwendig.

Gestärkt kehre ich zurück zur Toilette. Herr K. kriegt mittlerweile eindeutig mehr Luft und sitzt schon viel entspannter auf der Kloschüssel. Frau Dr. Stumpf hat in der Zwischenzeit Sauerstoff für ihn organisiert. Sie wirft mir einen dankbaren Blick zu und bittet mich, mit anzufassen.

Mit großer Anstrengung und enormer Hilfe durch Herrn K. wuchten wir zusammen seinen dicken Leib auf die Trage. Er blutet zum Glück nicht mehr.

Seine Angehörigen stehen vor der Toilettentür und warten. Hilfe habe ich ehrlich gesagt nicht von ihnen erwartet, dabei hatten sie doch mitbekommen, was passiert war. Doch sie stehen nur erwartungsvoll da und glotzen mich schockiert, aber auch fordernd an: Schließlich sei das ja nicht ihr Job. Ich als Krankenpfleger solle mich gefälligst bemühen, solle mal meine Arbeit machen, dafür werde ich doch bezahlt. So kommt mir das Ganze vor. Aber vielleicht irre ich mich ja auch. Jedenfalls bin ich enttäuscht.

Dann überlege ich: So, wie wir beide aussehen, traue ich mich gar nicht, mit Herrn K. über den Flur zu fahren. Das ist total peinlich. Ich beschließe, ihn zuzudecken, um anschließend zum Patientenbad zu fahren. Die Angehörigen will ich nicht dabeihaben, sie sind mir eh keine Hilfe. Dies teile ich ihnen auch prompt mit.

Sie sind pikiert, aber das ist mir momentan egal. Bobby kann sich um sie kümmern – ich werde ihn damit beauftragen, wenn wir an der Anmelde- und Arbeitsbeschaffungszentrale vorbeifahren.

Bobby ist ein gewichtiger Typ, ein riesiger, zwei Meter großer Kuschelteddy mit viel Empathie und Verständnis. Aber auch Teddys können mal böse werden. Das Wort »kuscheln« bekommt gleich eine ganz andere Bedeutung, wenn er sein gesamtes Körpergewicht bei einer Fixierung auf einen Patienten presst. Von seinen großen Pranken möchte ich nicht festgehalten werden. Allein schon ein anerkennendes Schulterklopfen fühlt sich an wie ein Erdbeben. Bobby hat aber auch immer einen lockeren Spruch auf den Lippen. Er ist genau der Richtige für diesen Job, er wird sich weiter um die Angehörigen kümmern.

Nachdem ich Herrn K. unter einer Decke auf der Trage versteckt habe, verschwinde ich mit ihm in Richtung Bad. Dort helfe ich ihm bei der Körperpflege und dabei, sich ein frisches Hemd anzuziehen. Dann befreie ich die Trage von sämtlichem Schmutz und bette ihn auf ein frisches Laken.

Wir blicken uns in die Augen. Herr K. fühlt sich schuldig. Die ganze Situation ist ihm sehr peinlich, vor allem, dass er mich vollgekotzt hat.

Ich versuche, ihn von seinen Schuldgefühlen zu befreien: Er sei nun mal ernsthaft krank, darum sei er ja auch in die Notaufnahme gekommen. Ich sage ihm, dass es für mich auch nicht einfach ist, dass ich eine gewisse Zeit brauchen werde, um das eben Geschehene verarbeiten zu können. Aber ich bin da, um ihm zu helfen. So ist das nun mal.

Das beruhigt ihn. So geschniegelt und gestriegelt, wie er nun ist, trauen wir uns zurück in die Notaufnahme und Herr K. erhält seine alte »Parkposition« zwischen den internistischen Behandlungsräumen. Nach ein paar tiefen Atemzügen an der frischen Luft und ein paar großen Schlucken Wasser geht es auch den Angehörigen besser und alle sind froh, wieder vereint zu sein. Die Situation entspannt sich.

Trotzdem will ich von den Angehörigen heute nichts mehr wissen, die können mir gestohlen bleiben. Ich bin jetzt zu Recht die beleidigte Leberwurst und ziehe mich erst einmal um. Anschließend gehe ich zurück in die internistische Abteilung und will versuchen, weiter routiniert meine Arbeit zu erledigen.

Frau Dr. Stumpf steht vor dem Computer. Sie tippt eifrig auf der Tastatur herum und bemerkt mich erst, als ich genau neben ihr stehe.

»Und, Patient wieder sauber?«, fragt sie mich sachlich-trocken.

»Wann geht dein Flug?«, antworte ich und drehe mich beleidigt weg.

Herr K. braucht unbedingt eine Spiegelung des Darmtraktes. Frau Dr. Stumpf leitet schnell eine umfangreiche Diagnostik ein und ich lasse es mir nicht nehmen, den Patienten in die Endoskopie zu begleiten. Das kann meiner persönlichen Verarbeitung dienen, denke ich mir.

Während der Darmspiegelung sieht man auf dem Monitor einen großen, schwarzen Tumor. Ob er bösartig ist, wird eine Gewebeprobe zeigen. In jedem Fall verstopft er die Darmpassage, das Geflecht aus Gewebe und Blutgefäßen blutet sporadisch, besonders wenn der Druck im Kreislaufsystem steigt, zum Beispiel durch einen banalen Gang zur Toilette.

Herr K. wollte sich nie in den »braunen Salon« schauen lassen. Vorsorge? Damit habe er sich nie beschäftigt. Hoffen wir auf einen positiven Bescheid nach Auswertung der Gewebeprobe.

10. KAPITEL

BOOMBOOMBANG

Die Gefahr vor Augen

Von Anna

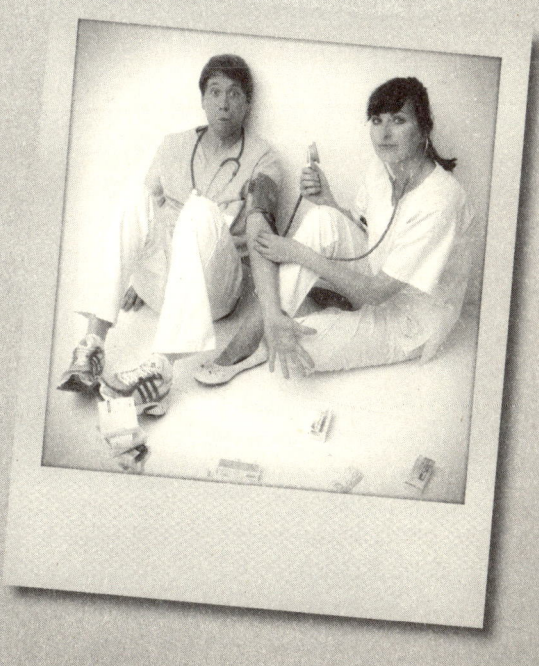

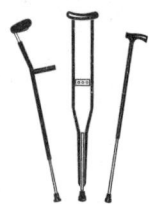

Es sind nur wenige Tage zwischen Weihnachten und Silvester. In dieser Zeit nehme ich mir allerhand vor. Darunter fallen so Dinge wie den Schrank aufräumen und ein paar Klamotten aussortieren. Oder ich beschäftige mich einfach damit, wieder eine gewisse Grundordnung in meine Küchenschränke zu bringen. Ein Friseurbesuch darf auch nicht fehlen, schließlich möchte ich das neue Jahr gut aussehend beginnen.

Ja, das alles geschieht bei mir zwischen Gänsebraten und Feuerwerk. Das sind alles Dinge, die dazugehören, um mich auf das nächste Jahr vorzubereiten: Momente, in denen man alte Freunde wiedertrifft, Augenblicke, die man mit der Familie verbringt. Es sind nur ein paar Tage, aber sie sind besinnlich und doch sind es Tage voller Tatendrang. Meinen dramatischen Seufzer hast du zum Glück gerade nicht gehört.

Die Vorsätze sind natürlich spätestens dann vergessen, wenn der Bauch voll ist vom üppigen Festmahl und der innere Schweinehund das Kommando übernimmt. Wer pflegt nicht gern seine Laster!

Den Höhepunkt dieser Tage bildet Silvester. Ich muss arbeiten. Erfahrungsgemäß sind zu Silvester gerade im internistischen Bereich vermehrt Alkoholleichen zu erwarten, was mich aber wenig stört. Die meisten müssen lediglich ihren Rausch ausschlafen, dann geht es ihnen wieder besser. Fast alle schlafen friedlich und es bedarf nur ab und zu einer kurzen Kontrolle der Vitalzeichen.

Zudem haben wir viele Patienten mit Oberbauchschmerzen. Kein Wunder, es gibt ja auch die reinsten Fressorgien zu Silvester. Der Magen hat eine Menge Arbeit, muss Überstunden schieben und dazu noch eine Nachtschicht. Was macht er? Er streikt! Heftiges Sodbrennen ist die Folge. Das kann man aber meistens gut in den Griff bekommen. Dafür gibt es helfende Antazida, sozusagen Verhandlungsangebote für den Streikenden.

Gelegentlich kommt auch jemand mit stark geschwollenem Gesicht – eine allergische Reaktion auf die fein schmeckenden Hummertierchen, die man bei einem Silvesterbuffet natürlich probieren möchte. Das lässt sich aber auch ganz schnell mit Cortison und Antihistaminika behandeln.

Neben den Internisten haben die Unfallchirurgen und die Ärzte der Hals-Nasen-Ohren-Heilkunde natürlich zu Silvester ebenfalls viel zu tun. Ein breites Spektrum an unterschiedlich gefährlichen Wunden wie Schnitt-, Stich-, Platz-, Schuss-, Schürf-, Quetsch-, Riss- und Bisswunden macht dann einen Großteil ihrer Arbeit aus.

Habe ich jetzt alle aufgezählt? Mal überlegen. Nein, nein, es kann noch schlimmer kommen: eine Pfählung, also eine Aufspießung, oder eine Skalpierung wie bei den Indianern, eine Ablederung der Haut oder sogar eine Amputation. Ganz zu schweigen von den thermischen Wunden wie Verbrennungen, Verbrühungen oder Erfrierungen.

Einige Verletzungen wären vermeidbar, doch sie passieren nun leider mal – und besonders zu Silvester. Was können die Ursachen sein? Zum Beispiel Feuerwerkskörper und Feuerwerkswaffen, hinzu kommt der übliche Alkoholkonsum. Natürlich kann der bis zu einer gewissen Grenze auch richtig befreiend sein und Spaß machen, keine Frage. Aber er senkt nun mal nachweislich die Hemmschwelle für allen möglichen Blödsinn. Dann fühlt man sich wie ein Held und der Selbstschutz wird vernachlässigt.

In diesem Jahr geht es bei uns verhältnismäßig ruhig zu. Die Kollegen meinen, dass es viel schlimmer kommen könne. Natürlich spielt das Wetter eine große Rolle. Wer hat schon Lust, sich bei minus 15 Grad den Hintern abzufrieren?! Bei lauen Temperaturen lässt es sich wesentlich länger an der frischen Luft aushalten. Bei arktischen Temperaturen zieht es die Menschen jedoch schnell wieder in ihre warme Höhle zurück.

Auch ich würde es mir bei diesem dunklen, verhangenen Himmel lieber zu Hause auf der Couch vor dem Fernseher gemütlich machen. Oder ich würde mit ein paar Freunden zusammensitzen und feiern.

Stattdessen schlendere ich zu Beginn meines Nachtdienstes über den Flur der Notaufnahme. Die Stimmung ist gedämpft, draußen ist es dunkel und die Patienten liegen ruhig auf ihren Tragen vor den Behandlungsräumen. Sie warten auf die Ergebnisse ihrer Untersuchungen. Lediglich das leise, rhythmische Piepen eines Monitors ist zu hören. Es kommt aus einem der internistischen Behandlungsräume, in den ich vorhin eine Patientin zur Überwachung gebracht habe. Ich entschließe mich, nach ihr zu sehen, und schlendere weiter entspannt den Flur entlang. Die Tür des Behandlungsraums steht einen Spalt weit offen, durch den gedämpftes Licht auf den Flur fällt. Ich lehne mich an den Türrahmen und beobachte die Patientin einen Augenblick lang durch den Spalt.

Sie kam in die Notaufnahme, weil ihr Herz verrücktspielte – 153 Schläge pro Minute. Vermutlich fühlte es sich so an, als wolle es aus ihrem Körper springen. Jetzt liegt die nette alte Dame dort auf der Trage und schaut die Wand vor sich an. Ich verhalte mich ruhig, ich glaube, sie bemerkt mich gar nicht.

Vorhin beim Eintreffen in der Notaufnahme war sie schrecklich aufgeregt. Sie erzählte sofort, dass sie spätestens am Wochenende wieder zu Hause sein müsse, denn dann treffe sie sich wieder mit ihren Mädels. Sie nennen sich »Häkelhippies«, verschönern die Welt hier und da mit selbst gemachten Stoffüberziehern für Pfeiler, Blumenkästen oder Mülleimer.

Die Häkelhippies – eine landauf, landab bekannte Untergrundorganisation. Ich muss schmunzeln, wenn ich mir vorstelle, wie sie mit selbst gehäkelten Skimasken nachts unterwegs sind, um ihre politische Message zu verbreiten.

Nach einer kleinen Infusion, angereichert mit einem Betablocker, hat sich der Herzschlag der Patientin normalisiert. Das Medikament hemmt unter anderem die vom Adrenalin angeregten Stimulationen am Herzen. Die leuchtend grüne Kurve auf dem Monitor, die ihren Herzschlag darstellt, verläuft langsam und kontinuierlich.

Nun liegt die Frau da, völlig erschöpft von den Strapazen des Abends, aber friedlich und gleichmäßig atmend. Bei der Ankunft war ihr Gesicht noch panisch verzerrt.

Ein leises Klopfen am Türrahmen, gegen den ich lehne, reißt mich aus meinen Gedanken. Frau Dr. Stumpf steht hinter mir. Sie sieht aus, als hätte sie sich gerade die Haare gerauft. Leise fragt sie, ob ich ihr mal helfen könne.

Mein gegrummeltes »Wenn es unbedingt sein muss« sagt eigentlich alles.

Die Ärztin versucht nun, mich mit einer nahezu schnurrenden Stimmlage zu ködern. Dann folgt ein charmantes Lächeln, wie ich es selten bei dieser sonst eher ausdruckslosen Frau gesehen habe. Also kann ich nicht Nein sagen.

Ich werfe einen letzten Blick auf die friedlich daliegende Patientin, die sich spätestens am Wochenende gemeinsam mit ihren Häkelhippies wieder mit der Staatsmacht anlegen wird.

Dann verdrehe ich die Augen und folge Frau Dr. Stumpf mit einem leisen Seufzer.

Eigentlich habe ich keine Lust, ihr zu helfen, aber schließlich geht es um einen Patienten. Nein, ehrlich gesagt, hat sie mich bei meinem Ego gepackt und ich nehme die Herausforderung an. Ich laufe über den Flur und bin gespannt, was mich erwartet.

Es geht um eine Patientin, der ich einen venösen Zugang legen soll – so weit kann ich Frau Dr. Stumpf auf dem Weg noch folgen. Schlecht gelaunt komme ich am entsprechenden Behandlungsraum an, reiße dann aber doch zuversichtlich die Tür auf.

Das letzte Mal, als man mich als »letzte Hoffnung« gebeten hatte, einen venösen Zugang zu legen, traf ich auf einen nörgelnden alten Mann. Ich musste ihm den venösen Zugang in den Fußrücken legen. Das ist eine schmerzhafte Stelle, aber meistens ist sie die letzte Möglichkeit, jemanden »anzuzapfen« und ihm Medikamente zu geben.

Der alte Mann litt am Korsakow-Syndrom. Damit nervte er mich ziemlich, denn obwohl ich ihm genau erklärte, wieso ein venöser Zugang bei ihm notwendig war, beschimpfte er mich und zappelte herum.

Als Korsakow-Syndrom wird ein Zustand der Verwirrung bezeichnet. Der Patient hat ausgeprägte Gedächtnisstörungen. Er kann sich nur schwer an Dinge aus der Vergangenheit erinnern, ebenso kann er sich gerade Erlebtes nicht merken.

Dazu fällt mir eine Geschichte aus meiner Ausbildung ein: Als Schülerin arbeitete ich für ein paar Wochen in der Geronto-psychiatrie, also auf einer Station für ältere Menschen mit psychischen Erkrankungen. Die Station konnte man kreisrund begehen, es gab nur eine Tür für Eingang und Ausgang. Diese Tür war elektronisch gesichert. Wenn man die Tür öffnete, ohne den Alarm auszuschalten, gab es einen fürchterlichen Krach auf der gesamten Station.

Nun lebte dort ein älterer Herr, circa 60 Jahre alt, mit dem beschriebenen Korsakow-Syndrom. Tagtäglich ging er mehrmals schnellen Schrittes an der Tür vorbei, hielt aber auch öfter mal an und öffnete die Tür mit den Worten: »War schön bei euch. Ich besuche euch dann morgen wieder. Macht's gut!« Aufgrund seiner Erkrankung wusste er einfach nicht mehr, dass er Patient auf dieser Station war.

Das Korsakow-Syndrom kann Menschen auch schon früher betreffen, also wenn sie jünger als 60 Jahre sind. Übermäßiger Alkoholgenuss wird damit in Verbindung gebracht. Natürlich können Gedächtnisstörungen jeden treffen, doch kommt es bei Alkoholikern gehäuft zu solchen Erkrankungen, denn der Alkohol schädigt wichtige Hirnregionen.

Aber zurück zu unserer Patientin: Vor mir habe ich eine circa 50-jährige Frau. Mit meinem geübten Krankenschwestern-Blick erfasse ich in zwei Sekunden die Situation: ungepflegtes, fettigsträhniges Haar, die Haut im Gesicht aufgedunsen, von jahrelangen Unreinheiten narbig und zerkratzt. Der Hals ist massig, geschwollen, die Oberarme ebenfalls.

Mein Blick fällt auf die Unterarme. Mist, Fixerarme! Daher weht also der Wind, Frau Dr. Stumpf. Na, schönen Dank auch!

Die Fingernägel der Patientin sind lang, dreckig und krallenförmig. Mindestens eineinhalb Schachteln Zigaretten am Tag verleihen ihnen die hübsche Ockerfarbe. Die Oberschenkel sind ebenfalls massig und die Unterschenkel übersät mit schuppenden Krusten. Die Fußnägel gleichen den Fingernägeln: ockerfarben und vom Pilz befallen.

Ich betrachte die Patientin von oben bis unten, sehe aber leider keine einzige taugliche Vene. Vernarbte Einstiche und Spritzenabszesse aufgrund der Drogensucht haben deutliche Krater auf ihrer Haut hinterlassen. Das Gewebe wird über die Jahre durch das viele Spritzen knubbelig und es gibt dann keinen Millimeter mehr, um einen venösen Zugang zu legen. Heroinabhängige gehen sogar so weit, sich selbst in die Leiste zu spritzen. Übel stinkende Abszesse sind oft die Folge dieser Drogenexzesse.

Während ich über diese Dinge nachdenke, suche ich weiter. Auf dem Daumengrundgelenk der linken Hand sehe ich schließlich die winzige Andeutung einer Vene, die zwar die besten Jahre hinter sich hat, aber mit gutem Zureden noch anzuzapfen wäre. Also streife ich mir ein paar Handschuhe über und sage der Patientin, dass die Chance auf ein paar Tropfen Blut sehr gering ist. Natürlich erzähle ich ihr damit nichts Neues.

Konzentriert starre ich auf ihren Daumen und spreche mir in Form eines Mantras Mut zu: Ich schaffe es, ich schaffe es, ich schaffe es! Und tatsächlich, ich sehe das Blut langsam in dem kleinen Plastikschlauch Richtung Blutröhrchen laufen.

Hinter mir geht die Tür auf. An der Stimme erkenne ich Tim: »Ich habe hier einen Praktikanten für dich.«

Ich bringe die wertvollen Blutröhrchen in Sicherheit, ziehe die Nadel heraus und drehe mich auf dem Hocker herum, um den Praktikanten zu begrüßen.

Dieser stellt sich als Pascal vor. Er ist circa 1,70 Meter groß und wirkt sehr schmächtig. Seine Haare sind weißblond und hochgegelt. Er hat sehr helle Haut, fast durchscheinend, wie ein Vampir. Die weiße Krankenhauskleidung unterstreicht die androgyne, blasse Erscheinung auch noch.

Wie für Praktikanten üblich, wird mich Pascal heute wie ein Schatten verfolgen – nur ist er einer von der gespenstigen Sorte. Warum, verflucht, kommt er ausgerechnet zu Silvester? Hat er nichts Besseres zu tun? Verdammt!

Nachdem auch ich mich kurz vorgestellt, die Vorbereitung für die Patientin abgeschlossen und mir die Hände desinfiziert habe, laufen wir zurück zur Arbeitsbeschaffungszentrale. Der nächste Patient lässt auch nur einen Atemzug lang auf sich warten.

Er wird von zwei gut gelaunten Feuerwehrmännern gebracht. Ich lehne am Schreibtisch und beobachte durch die Scheibe des Anmeldetresens, wie sie auf uns zukommen. Der große Kräftige schiebt einen Rollstuhl vor sich her, in dem der Patient sitzt. Der kleinere der beiden Feuerwehrmänner sortiert die Papiere für die Übergabe.

Im Rollstuhl sehe ich einen jungen Mann, geschätzte 20 Jahre alt. Mit einem großzügigen Kopfverband sind mehrere Kompressen an seiner linken Wange fixiert. Das wird wohl die erste komplexere Behandlung eines Patienten in dieser Silvesternacht werden.

An der Art, wie die Feuerwehrmänner miteinander reden und scherzen, sieht man, dass sie gern zusammenarbeiten und vielleicht schon seit Jahren ein eingespieltes Team sind. Nachdem sie den Patienten auf die Trage umgelagert haben, wünschen sie ihm ein frohes neues Jahr und verabschieden sich. Dann nähern sie sich der Anmelde- und Arbeitsbeschaffungszentrale, wobei sie auf einmal ganz geschäftsmäßig wirken.

Der kleinere der beiden setzt zur Übergabe an: »Das ist Herr X. Wir sind auf das Einsatzstichwort »Sprengstoff« hin zum Unfallort gefahren. Der junge Mann ist kreislaufstabil. Er ist noch nicht volljährig, aber wir haben euch die Handynummer der Mutter schon notiert, damit ihr sie informieren könnt. Wir sind uns nicht so ganz sicher mit der Wunde. Also kurz gesagt: Entweder guckt der Kieferknochen raus oder da steckt was drin.«

Ich nicke kurz, überlasse Tim den Papierkram und mache mich auf den Weg zu dem jungen Mann. Obwohl ich schnell gehe, bleibt mir mein menschlicher Schatten leider dicht auf den Fersen.

Inzwischen ist es zwei Uhr, das neue Jahr hat bereits begonnen. Ich stehe an der Seite von Dr. Frederick im Behandlungsraum. Während Praktikant Pascal voller Tatendrang, aber umständlich anfängt, den Verband abzuwickeln, erzählt uns der Patient lallend, was genau passiert ist.

Eine Gruppe Jugendlicher habe einen Böller in seine Richtung geworfen. Mutig wie er nach einem Sechserpack Bier war, habe er den Böller aufgehoben und ihn zu den »Angreifern« zurückwerfen wollen. Eigentlich lernt man doch schon als Kind, dass man nie einen Böller aufheben soll – auch nicht in einer verregneten Silvesternacht, wenn man meint, die Lunte sei nass und damit ungefährlich. Dr. Frederick und ich können nur mit dem Kopf schütteln. Immer wieder betont Herr X., wie dumm er sich jetzt vorkommt.

Da der junge Mann seinen Fehler einsieht, sparen wir uns die Standpauke. Er wird genug bestraft sein, wenn seine Mutter später stocksauer in die Notaufnahme kommt.

Ich helfe dem Praktikanten dabei, den Verband zu öffnen. Als wir damit fertig sind, schauen wir durch eine Platz-, Riss- und Brandwunde auf den linken Kieferbereich des Patienten. Zwei verrußte Zahnreihen sind zu sehen und in der Mitte des Unterkiefers steht tatsächlich etwas Undefinierbares hervor.

Ich schlucke und hoffe für Herrn X., dass der Kieferknochen nicht durch die Wucht der Explosion verletzt wurde. Verunsichert durch die plötzliche Stille im Raum guckt der Patient zu mir hoch.

»Was ist denn? Kann mir mal jemand sagen, was los ist!«, ruft er und schaut mich fragend an.

Mir steckt ein Kloß im Hals, ich bin gerade selbst ganz verdutzt. Seine Frage überrumpelt mich ein bisschen.

»Nun machen wir erst mal Ihr Gesicht sauber und dann untersuchen wir die Wunde«, antworte ich ihm schließlich.

Ich fordere den Praktikanten auf, alles Notwendige aus dem Schrank zu holen und für Dr. Frederick bereitzulegen: Kompressen, Desinfektionsmittel, Handschuhe, eine Unterlage, einen Verband und eine Pinzette. Pascal ist ziemlich aufgeregt. Während ich ihm über die Schulter blicke, beginnt Dr. Frederick, seine ersten Eindrücke am Computer zu dokumentieren.

»Gut gemacht, Pascal! Nun haben wir alles und können loslegen«, sage ich, als der Praktikant fertig ist, und schließe dabei den Schrank.

Dann wenden wir uns wieder dem Patienten zu. Pascal reinigt das Gesicht von Herrn X. und Dr. Frederick bewaffnet sich mit der Pinzette. Ich starre nur interessiert auf die Stelle, an der etwas durch die Haut ragt.

Dr. Frederick nähert sich dem Übeltäter mit der Pinzette. Beim ersten Versuch, ihn herauszuziehen, rutscht er mit einem ekelhaft klingenden Geräusch ab. Doch beim zweiten Mal bewegt sich tatsächlich etwas und er zieht einen Teil des Böllers aus dem Unterkiefer von Herrn X. Der hofft mit zusammengebissenen Zähnen, die Prozedur bald überstanden zu haben.

Anschließend wird die klaffende Wunde noch desinfiziert, gespült und verbunden. Das sollte sich auf jeden Fall noch ein Kieferchirurg anschauen. Doch vorher müssen wir auf die Mutter des Patienten warten.

Ich drehe mich nach Pascal um. Mein Schatten ist plötzlich verschwunden, zumindest ist er nicht mehr auf Augenhöhe mit mir. Ich wage einen Blick auf den Boden unter dem Behandlungstisch – und tatsächlich, da liegt er.

11. KAPITEL

DIE SPECIAL UNIT

Kampf gegen den Sensenmann

Von Tim

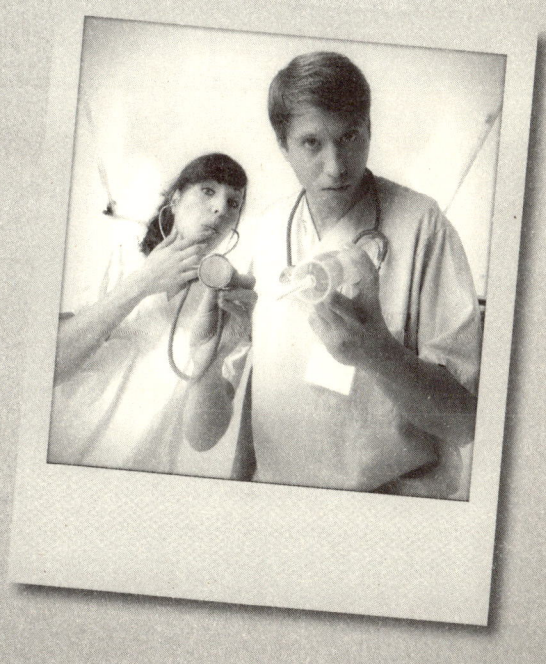

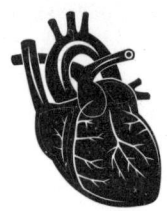

Ich bin auf dem Weg zur Arbeit. Die Bahn ist mal wieder voll; ich drängle mich an den unterschiedlichsten Menschen vorbei und suche einen Sitzplatz. Warum steht denn niemand auf und bietet mir einen Sitzplatz an, ich bin doch auch schon 31?!

Am Ende des Abteils entdecke ich dann schließlich doch noch drei freie Sitzplätze. Ich schiebe ein paar Passagiere zur Seite, nähere mich triumphierend meinem Ziel und lasse mich erleichtert auf den gepolsterten Sitz fallen.

Es sind gerade mal ein paar Sekunden vergangen, da bemerke ich, wie mir ein penetranter Geruch in die Nase kriecht. Es stinkt nach Urin. Mit aufgerissenen Augen suche ich nach der Quelle. Der Urin verfolgt mich: Urin auf der Arbeit, Urin in der Bahn – ich habe momentan die Nase gestrichen voll davon.

Wenn ich mir nun den Mann auf dem Platz schräg gegenüber von mir anschaue, weiß ich, warum die drei Sitze noch frei waren. Aber vorhin war ich viel zu sehr damit beschäftigt, einen Sitzplatz zu ergattern. Da denkt man einfach über nichts anderes nach.

Ich sehe zu dem Mann hinüber. Er lehnt laut schnarchend an der Scheibe. Mit seinem langen, gescheitelten Haar hat er schon einen riesigen Fettfleck darauf hinterlassen. Auf dem Schoß des Mannes liegt eine halb geleerte Flasche Weinbrand. Allerdings ist sie nicht verschlossen, sodass durch das Schaukeln der Bahn immer wieder ein paar Tropfen auf seine Cordhose fallen.

Ich will hier nicht mehr sitzen. Genervt stehe ich auf, werfe schnell noch einen prüfenden Blick auf das Polster hinter mir und suche mir rasch einen Stehplatz. Das ist gar nicht so einfach, wie ich bemerke, denn niemand will in der Nähe des Mannes stehen. Ich gehe weit genug weg, um den Geruch aus der Nase zu kriegen, aber nur so weit, dass ich im Abteil nichts verpasse.

Drei Musiker steigen an der nächsten Station ein. Mit einem Akkordeon, einer Klarinette und einem Verstärker, der an eine Autobatterie angeschlossen ist, begleiten sie musikalisch die folgenden Szenen. (Stell dir bitte einen Stummfilm aus den 1920er-Jahren vor.)

Nun steigt eine junge Frau ein. Sie ist hübsch zurechtgemacht und wirkt sympathisch. Auf hohen Absätzen stöckelt sie auf die drei freien Sitzplätze zu. In der linken Hand hält sie einen Tablet-PC und streicht mit der rechten darauf herum. Unsere Generation wischt sich unangenehme Menschen mittlerweile ja einfach vom Profil. Leider funktioniert das in der Realität nicht immer …

Die blonde Frau scheint einen guten Riecher zu haben, denn anders als ich bleibt sie kurz vor den freien Sitzplätzen stehen. Wie vom Schlag getroffen starrt sie den schnarchenden, Spuckefäden ziehenden Mann an, dreht sich wortlos um und kommt mit einem gleichmäßigen »Klack Klack« ihrer Stöckelschuhe auf uns andere Passagiere zu.

An der nächsten Station steigen wieder Leute ein und aus. Die Kapelle spielt weiter, sie wird wahrscheinlich als Letzte das sinkende Schiff verlassen. Als schon das Signal zum Schließen der Tür ertönt, springt ein junger Mann noch schnell in die Bahn. Er ist gekleidet wie ein typischer Geschäftsmann, trägt Anzug und Krawatte, dazu eine randlose Brille. In den Händen hält er ein Netbook; die schwarzen Stöpsel seiner Kopfhörer stecken tief in seinen Ohren.

Unbemerkt beobachte ich ihn. Ein kleines triumphales Lächeln huscht über seine Lippen und seine Augen beginnen zu leuchten, als er die drei freien Sitzplätze sieht. Betont ruhig schiebt er sich an den anderen Passagieren vorbei. Er schmeißt sich auf den äußeren Sitzplatz und genießt seinen persönlichen Triumph, bis ...

Seine Augen weiten sich, als hätte er soeben seine tote Großmutter gesehen. Der Geruch trifft auch ihn mit voller Wucht. Ein kurzes Zucken geht durch seinen Körper wie ein elektrischer Schlag. Er kämpft gegen den Impuls, sofort aufzuspringen, nestelt mit den Händen am Polster herum. Sein Blick gleitet von Passagier zu Passagier. Ob ihn wohl jemand gesehen hat?

Ja, ich beobachte ihn. Das wird ihm genau in dem Augenblick bewusst, als sich unsere Blicke treffen. Er lächelt verlegen, scheint den Geruch aber nicht länger ertragen zu können und ergreift die Flucht. Nun darf auch er sich die Beine in den Bauch stehen.

Nachdem der Tag so blöd angefangen hat, hoffe ich, dass er nicht so weitergeht. Doch er verläuft im Großen und Ganzen ruhig und ich freue mich schon auf meinen Feierabend. In zwei Stunden ist es so weit.

Zum Glück arbeite ich heute mit Bobby. Ich mag ihn. Er ist immer nett und freundlich und zudem so chillig. Hektik kann in der Notaufnahme schließlich niemand gebrauchen. Und das Chaos ist der beste Freund der Hektik. Da erscheint mir zügiges, strukturiertes Arbeiten viel sinnvoller – so wie Bobby es tut.

Ich betrete die Anmelde- und Arbeitsbeschaffungszentrale. Bobby telefoniert. Er sieht mich und stellt den Lautsprecher des Telefons an. Langsam schließe ich die Tür und lausche.

»Hier ist das Notarzteinsatzfahrzeug. Kommen in circa zehn Minuten mit einem Mann, 50 Jahre alt. Plötzliche Luftnot, bestehende chronisch obstruktive Lungenerkrankung. Medikamente erhalten, kaum Besserung«, klingt es ruhig aus dem

Telefon. Den Fall übernehme ich. Als Erstes mache ich einen Behandlungsraum in der internistischen Abteilung frei. Mein Kopfprozessor geht auf volle Leistungsstufe. Ich zücke meinen wichtigen Weggefährten, das schwarze Notizbuch, und studiere es noch mal genau.

Darin stehen allerhand Dinge, die ich mir während meiner Arbeit ab und zu mal notiere. Dies und das halt, was man so braucht für seine Arbeit, wie bereite ich etwas vor und so weiter – Notizen gegen das Vergessen. Darauf schwor schon Sherlock Holmes. Nur unterscheidet mich von Mr Holmes, dass die Anamnese und die Handlungsanweisung nicht meine Aufgaben sind. Ich stehe assistierend zur Seite, fahre sozusagen den Wagen vor.

Meine Neuronen feuern wie wild um sich. Was brauchen wir alles, wenn der Patient eintrifft? Schließlich wollen wir ihn so schnell wie möglich kreislaufstabil haben.

Ein EKG-Gerät steht bereit, ebenso eine Sauerstoffmaske an einer mobilen Sauerstoffflasche, ein Beatmungsbeutel, ein mobiles Absauggerät, ein Monitor zur Vitalzeichenkontrolle und jede Menge Blutentnahmesets. Es kann also losgehen.

Ich gehe mal stark davon aus, dass der Notarzt dem Patienten vor Ort schon einen venösen Zugang gelegt hat. Aber sicher ist sicher. Vorsicht ist eben die Mutter der Notaufnahme – oder so ähnlich.

Halt! Das Wichtigste darf ich nicht vergessen. Wo ist der Internist? Denn ohne Internist ist alles Mist! Heute hat Frau Dr. Stumpf Dienst, sie wird geholt. Und wo sind die lebensrettenden Medikamente?

Endlich sind wir mit allem Notwendigen ausgestattet. An die Wand neben dem Computer angelehnt, warten wir auf das angekündigte Notarzteinsatzfahrzeug. Der große Zeiger der Uhr über der Tür bewegt sich im Schneckentempo.

Erneut überprüfe ich, ob alles gut vorbereitet ist. Meine Hände fangen in den Latexhandschuhen schon wieder an zu schwitzen.

Frau Dr. Stumpf ist mit sich beschäftigt. Sie isst noch in Ruhe ihren Apfel auf.

Sekunden später klopft es. Ich mache die Tür auf. Der voluminöse Patient liegt, stark nach Luft japsend, auf der Trage. Er trägt eine Sauerstoffmaske. Das ist schon beängstigend: Da kriegt man keine Luft und dann hat man auch noch dieses lästige Ding über Mund und Nase. Kein Wunder, dass der Patient sich panisch wie ein Aal auf der Trage windet.

Er ist total verkabelt und röchelt. Ich bitte ihn, sich nicht so viel zu bewegen, denn dadurch verbraucht er zu viel Sauerstoff aus seiner Maske. Was für ein blöder Spruch, aber etwas anderes fiel mir im Moment nicht ein.

Frau Dr. Stumpf lauscht dem Notarzt. Ich bitte die Jungs vom Notarzteinsatzfahrzeug und vom Rettungstransportwagen nacheinander herein. Erfahrungsgemäß rennen sie einem sonst unaufgefordert die Bude ein. Wo bleiben denn da die Manieren? Doch es sind gute Jungs, sie haben alles Notwendige getan.

Einen der Feuerwehrleute schicke ich mit der Versicherungs-karte des Patienten sofort zu Bobby, damit wir seine Akte im Computer bearbeiten können. So ist das, ich muss mich um alles kümmern. Bobby soll den Patienten als rot einstufen. Ihm muss offensichtlich schnellstmöglich geholfen werden.

Das wollen wir auch tun. Es geht aber nur, wenn der Patient ausreichend mitmacht. Seine Mimik und Gestik verraten mir, dass er heftige Schmerzen haben muss. Der Arme – das ist eine Qual, die man niemandem wünscht.

Stell dir vor, du hast dich verschluckt und ringst nach Luft. Aber das nicht nur für einen kurzen Moment, sondern ständig und überall. Da verschafft ein Heimbeatmungsgerät nur wenig

Linderung. In Momenten wie diesen wird mir bewusst, wie kostbar die Gesundheit ist.

Mittlerweile weiß ich den Namen des Patienten. Ich wende mich Herrn L. zu. Sein Hemd ist aufgerissen und sein behaarter, überdimensional aufgeblähter Brustkorb bedeckt mit Kleber vom EKG-Gerät. Seine Haut schimmert unnatürlich bläulich-lila. Der Notarzt und Frau Dr. Stumpf sind sich einig: Es besteht Verdacht auf eine gestaute Lunge.

»Wir brauchen ein Röntgenbild, dann wissen wir mehr«, klingt es sachlich aus dem Mund der Internistin.

Die Jungs von der Feuerwehr sind schneller wieder verschwunden, als sie gekommen sind. Tatütata – sie sind schon wieder unterwegs zum nächsten Hilfebedürftigen.

Ich arbeite mein vorher zurechtgelegtes Handlungsschema ab, das ich natürlich an die aktuelle Situation angepasst habe. Unser Primärziel lautet Kreislaufstabilität.

Schweißgebadet suche ich im Stehen, mit krummem Buckel, einen venösen Zugang an den Armen des Patienten. Da hat die Crew vom Notarzteinsatzfahrzeug doch tatsächlich schon einen legen können. Es erscheint mir aber sinnvoll, einen zweiten, größeren venösen Zugang zu legen. Sicher ist sicher, man weiß ja nie. Währenddessen verabreicht Frau Dr. Stumpf weitere Medikamente über den vom Notarzt gelegten Zugang.

Ich taste die dicken, teigigen Arme des Patienten nach einer geeigneten Stelle ab. Mehrere brutal aussehende Einstichversuche und dazugehörige Entschuldigungen später haben wir unseren Zugang. Mit meinem Unterarm wische ich mir hastig den Schweiß von der Stirn.

Der Kreislauf des Patienten scheint stabil zu sein, wenn wir den objektiven Daten, die der Monitor zur Vitalzeichenkontrolle ausspuckt, glauben. Aber Irren ist maschinell. Mein Bauchgefühl sagt etwas anderes.

Nun gut, es wird entschieden, Herrn L. zum Röntgen zu fahren. Man will wissen, was da los ist in seinem Brustkorb. An dieser Stelle muss ich Wilhelm Conrad Röntgen mal ein dickes Lob aussprechen. Schließlich hat er diese bahnbrechende Entdeckung für die medizinische Diagnostik gemacht und strahlt wahrscheinlich jetzt noch in seinem Grabe.

Herr L. ist also in der Röntgenabteilung und ich gehe weiter meiner Arbeit nach. Da klingelt das Telefon. Auf der Anzeige erkenne ich die Nummer der Röntgenabteilung. Ich gehe ran.

Die medizinisch-technische Röntgenassistentin bittet mich um Hilfe bei der Lagerung des Patienten. Das war mir vorhin schon klar. So ein Gewicht stemmt sich nicht von allein. Also versuchen wir zu viert – der hilfsbereite Neurologe, die Röntgenassistentin, Anna und ich –, den Patienten zu lagern, damit wir ein ordentliches Röntgenbild bekommen.

Plötzlich herrscht Totenstille. Ach du Scheiße, atmet Herr L. etwa nicht mehr? Fragend schauen wir einander an.

Die Hautfarbe des Patienten wechselt von bläulich-lila zu bläulich-dunkellila. Oh nein, bitte nicht so etwas!

Die Röntgenassistentin rennt wie von der Tarantel gestochen hin und her. Kein Wunder, ist sie doch völlig unvorbereitet und unschuldig in diese Situation geraten. Aber wir sind hier in der Notaufnahme.

Jetzt bloß die Ruhe bewahren und den Überblick behalten, denke ich mir.

Adrenalin schießt in unsere Adern und wir handeln. Der Neurologe checkt den Puls an der Halsschlagader. Nix! Verdammt noch mal! Er checkt den Puls an der Handarterie. Nix!

So langsam begreife auch ich den Ernst der Lage. Ich gebe der Röntgenassistentin die Anweisung, den Beatmungsbeutel zu holen. Schnell! Schnell! Anschließend soll sie mit ihrem mobilen Telefon das Reanimationsteam anrufen.

Anna klappt hektisch und mit zitternden Händen das Kopfteil der Trage in eine waagerechte Position. Danach checkt sie die Atmung des Patienten aus Nase und Mund. Nix! Oh weh, jetzt hilft nur noch eine Reanimation!

Inzwischen ist die Röntgenassistentin mit dem Beatmungsbeutel zurück. Anna stülpt ihn Herrn L. sofort über Mund und Nase und bläst ordentlich Sauerstoff in dessen überdimensionalen Bauchraum. Eigentlich sollte man jetzt sehen können, wie sich der Brustkorb hebt. Aber es passiert nix!

Nun schwingt sich der Neurologe auf den Patienten und beginnt mit der Herzdruckmassage. Er kämpft, der Neurologe!

Für eine ordentliche Herzdruckmassage braucht man Kraft und Schnelligkeit. Außerdem muss man in einem einheitlichen Rhythmus vorgehen. Ein Arzt sagte mir mal, der Refrain des Songs *Stayin' Alive* von den Bee Gees eigne sich am besten dafür. Anscheinend kennt der Neurologe das auch. Er summt die ersten Töne des Refrains leise mit und drückt und drückt und drückt ...

Trifft er überhaupt das Herz? Immerhin ist es eingebettet in sehr viel Masse. Herr L. hat zu viel Körperfett, wie wir leidvoll feststellen müssen.

Eine Minute kommt mir extrem lang vor – fast wie eine Ewigkeit. Anna und der Neurologe versuchen weiter, den Patienten wiederzubeleben. Und was tue ich? Ich will mich ebenfalls nützlich machen.

Wo ist das mobile Absauggerät? Es wird sicherlich noch benötigt. Also renne ich los, über den Flur, wo viele Patienten warten, zurück zu den internistischen Behandlungsräumen. Das dürften circa 20 Meter sein. Aber überwinde erst mal 20 Meter, wenn dir die Zeit im Nacken sitzt.

Auf dem Flur herrscht Chaos. Alle anderen Patienten sind aufgeregt. Ihr lautes Getuschel empfinde ich als störenden Lärm.

Nach etwa zehn Metern kommt mir die »Special Unit«, das Reanimationsteam von der Intensivstation, entgegen. Sie sind schnell wie der Blitz. Mit ihren Notfallrucksäcken bewaffnet, stürmen sie an mir vorbei in Richtung Röntgenabteilung.

Mittlerweile bin ich mit dem mobilen Absauggerät zurück. Wahnsinn, wie schnell das alles hier geht! So schnell kann man gar nicht begreifen, was hier gerade passiert.

Der enge Röntgenraum füllt sich mit immer mehr Personal, das zügig und strukturiert den Kampf gegen den Tod führt. Der Sensenmann wetzt schon sein Messer und lacht uns hämisch ins Gesicht. Wir befürchten, dass er diesmal gewinnen wird. Es ist ein knallharter Überlebenskampf, alles Menschenmögliche wird getan.

Aber das reicht leider nicht: Herr L. erliegt seinem Leiden. Seine mit Wasser gefüllte Lunge drückte auf sein Herz, sodass es keine Chance mehr hatte, zu funktionieren. Ein Zettel am Zeh besiegelt nun das Ende eines Menschenlebens.

Was für ein Schock für alle Angehörigen und Beteiligten. Dass heute ein furchtbarer Tag werden würde, war mir irgendwie schon klar. Aber warum musste er so enden?

Der leitende Arzt des Reanimationsteams scheint bemerkt zu haben, dass Anna und ich so etwas noch nicht allzu oft erlebt haben, und bietet uns ein entlastendes Gespräch an. Wir lehnen vorerst ab, finden es aber sehr aufmerksam von ihm.

So viele Gedanken schwirren uns im Kopf herum, wir müssen sie erst einmal sortieren. Zum Glück sind die Kollegen der nächsten Schicht schon da.

Anna und ich beschließen, ins Café zu gehen. Wir müssen herunterkommen, abschalten, uns den seelischen Ballast von der Seele reden, mit all dem klarkommen. Schließlich weiß man nie, was morgen passiert.

12. KAPITEL

GESCHLAFEN WIRD NICHT

Was manche Menschen so alles anstellen …

Von Anna

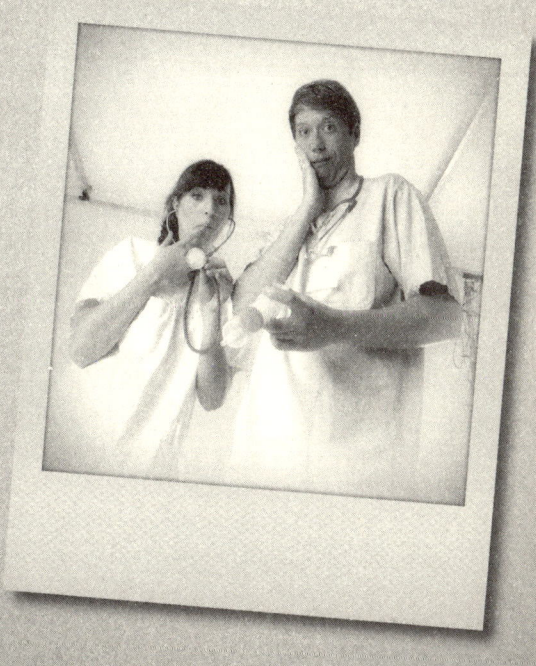

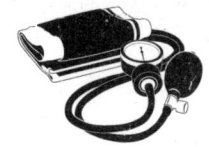

Soeben bin ich aufgewacht, habe die Augen aber gleich wieder geschlossen. Ich hatte Nachtdienst und habe heute noch einen – mittlerweile den vierten in Folge. Das schlaucht ganz schön.

Heute Morgen um halb acht, als ich nach Hause kam, habe ich mal wieder vergessen, die Jalousien herunterzulassen. Jetzt scheint mir die Sonne voll ins Gesicht – ich kann so nicht schlafen. Zum Aufstehen bin ich aber zu müde und zu faul, also bleiben die Jalousien oben. Bockig wie ein kleines Kind maule ich vor mich hin, ziehe mir die Decke bis unters Kinn und drehe mich ruckartig auf die andere Seite.

Na toll, die Sonne scheint mir immer noch unerbittlich ins Gesicht! Wie kann das sein? Tja, ich habe leider beim Anbringen des Wandspiegels nicht daran gedacht, dass das Sonnenlicht darin reflektiert wird und genau auf das Kopfteil meines Bettes fällt.

Es ist erst zwölf Uhr; ich habe gerade mal viereinhalb Stunden geschlafen. Das ist eindeutig zu wenig, vor allem wenn ich daran denke, dass ich heute Abend schon wieder zum Nachtdienst muss.

Herrje, ich will wenigstens versuchen, noch ein bisschen zu schlummern. Genervt presse ich mir ein Kissen vors Gesicht. Dann schlafe ich endlich wieder ein und beginne zu träumen:

Ich gehe mit einem Kumpel spazieren. Wir quatschen vergnügt und erzählen uns die Neuigkeiten der vergangenen Tage. Unser letztes Treffen ist schon eine Weile her.

Von Weitem sehen wir auf einem kleinen Hügel eine Gruppe Menschen: Mann, Frau und Kind. Sie bauen auf einem alten, verbeulten Ford Mustang einen Löwen aus Sand.

Ich denke: Das ist eine Familie; die gehören zusammen, so, wie sie miteinander umgehen. Außerdem frage ich mich, wie der Wagen da auf den Hügel gekommen sein kann. Irgendjemand muss ihn dort im Sand abgestellt haben.

Dieser Ford Mustang muss mal ein tolles Auto gewesen sein – mindestens vier Meter lang, knallrot, weiße Ledersitze. Er sieht aus wie einer dieser riesigen Straßenkreuzer aus der Zeit, als der King of Rock 'n' Roll noch die Hüften schwang. Dem Rost nach zu urteilen steht der Wagen nun aber schon seit ein paar Jahren an dieser Stelle und hat ziemlich viel vom Glanz vergangener Tage eingebüßt.

Ich wende meinen Blick von dem Auto ab und lasse ihn über die Familie schweifen.

»Das wird ein gutes Foto, das Bild muss ich unbedingt haben!«, sage ich zu meinem Kumpel.

Ich überrede ihn, näher an den Wagen mit der Sandfigur heranzugehen, denn ich möchte gern um den Ford herumlaufen und ein paar Schnappschüsse machen. Leider müssen wir uns bei der Hitze – wir haben 30 Grad im Schatten – erst einmal den Hügel hochquälen, um das tolle Kunstwerk aus der Nähe betrachten zu können.

Schweißgebadet und keuchend nähern wir uns der Familie. Sie scheinen riesigen Spaß zu haben. Ausgelassen bauen sie weiter an ihrer Sandfigur, dem stolzen Löwen. Sie sprechen eine andere Sprache, vielleicht Spanisch. Eigenartigerweise bemerken sie uns gar nicht – auch nicht, als wir näher an sie herankommen und sehen können, wie sie ab und zu in unsere Richtung schauen.

Mit gesenktem Kopf steigen wir weiter den Hügel hinauf. Gleich haben wir es geschafft. Unsere Motivation ist immer noch der tolle Schnappschuss.

Auf einmal hören wir vor uns auf dem Hügel lautes Geschrei. Ich blicke nach oben. Die Frau ruft und winkt uns zu. Super, endlich sieht sie uns! Ich winke zurück, mein Kumpel ebenso. Dann wird mir klar, dass etwas nicht stimmt: Der Ford Mustang hat sich in Bewegung gesetzt und rollt den Hügel herunter; er kommt direkt auf uns zu. Die Frau schreit panisch, fuchtelt wie wild mit den Armen und rennt hinterher.

Mein Kumpel und ich springen zur Seite, landen unsanft im heißen Kies und starren den vorbeirollenden Wagen an. Auf dem Vordersitz hängt der schlaffe Körper des Mannes. Er zeigt keine Reaktion. Entsetzt schaue ich meinen Kumpel an. Ich weiß nicht, was wir tun sollen, und sehe, dass auch er keine Ahnung hat. Außerdem beschäftigt mich die Frage, wo der Junge ist.

Der Wagen nimmt rasant an Fahrt auf. Die Frau rennt hinterher, so schnell sie kann, holt ihn jedoch nicht ein. Ich bin schockiert, schaue ihm immer noch hinterher, aber kann mich überhaupt nicht bewegen. Sollten wir nicht versuchen, der Frau zu helfen, das Auto irgendwie aufzuhalten? Es geht leider nicht. Mein Kumpel und ich sind vor Schreck ganz starr.

Am Fuß des Hügels kommt das Auto endlich zum Stehen. Es muss sich in irgendetwas verfangen haben und wurde dadurch abgebremst. Als die Frau am Wagen ankommt, schlägt sie laut weinend die Hände vors Gesicht und lässt sich auf die Knie fallen. Ihr Schluchzen ist deutlich zu hören. Immer wieder schaut sie verzweifelt zu dem leblosen Körper ihres Mannes hinter dem Lenkrad, während sie hektisch unter dem Auto herumwühlt. Mit einiger Mühe zieht sie etwas hervor. Aus der Ferne können mein Kumpel und ich aber kaum sehen, was es ist.

Das Klagen der Frau wird noch lauter. Sie schreit hysterisch und nun erkennen wir endlich, was sie da unter dem Wagen hervorgeholt hat: den leblosen kleinen Körper ihres Sohnes. Sie umschließt ihn mit ihren Armen. Dann schaut sie wieder zu ihrem Mann, der aber keine Regung zeigt. In dem Moment bricht sie zusammen, den leblosen Jungen in ihren Armen. Zusammen liegen sie in der Mittagshitze, mitten im Sand.

Wir können uns endlich aus der Schockstarre befreien und rennen, so schnell es geht, den Hügel hinunter. Mein Kumpel kontrolliert den Puls des Mannes. Er scheint tot zu sein.

Der Brustkorb der Mutter hebt und senkt sich. Ich sehe mir das Kind an: Sein Kopf sieht unnatürlich schief aus. Ich reiße meinen Rucksack herunter, krame einen Pullover hervor, knie mich auf den Boden und lege ihn dem Jungen um. Er hat überall Verletzungen. Ich nehme ihn in den Arm, umfasse mit meinem Handteller seinen Hinterkopf, um ihn zu stützen, und bin entsetzt! Es knirscht und kracht, ich fühle verschiedene Gewebestrukturen. Der Schädelknochen ist in mehrere Stücke zerbrochen.

Reflexartig schreie ich laut, irgendjemand solle doch verdammt noch mal endlich einen Notarzt rufen. Aber ich ahne schon, dass es wahrscheinlich aussichtslos ist.

Der kleine Junge hängt schlapp in meinen Armen. Sein Körper ist überall mit Blut beschmiert. Er kann mich nicht verstehen, aber ich halte ihn fest und versichere ihm, dass alles wieder gut wird. Immer wieder sage ich ihm das, während ich mit den Tränen kämpfe.

Mein Kumpel steht fassungslos neben mir und weiß nicht, was er tun soll. Da höre ich von Weitem die Sirenen des Notarztwagens. Sie kommen näher. In mir wächst Hoffnung. Der

Wagen hält neben uns; der Notarzt springt heraus und nimmt mir den Jungen ab. Sein Team schart sich um ihn und kümmert sich um das arme Kind. Vor meinen Augen wird es schwarz.

Ich wache auf, schweißgebadet. Mein Herz hämmert mit voller Wucht gegen meine Brust und ich fühle mich wie nach einem Marathon. Wo bin ich? Es fühlt sich nicht nach Sand unter mir an. Ich kneife die Augen zusammen und die verschwommenen Bilder nehmen langsam Form an. Dann erkenne ich das Zimmer – mein Schlafzimmer. Aber wie bin ich hierhergekommen?

Jetzt erinnere ich mich wieder: Ich hatte Nachtschicht und habe geschlafen. Es war alles nur ein Traum. Vielleicht sollte ich mir einen anderen Job suchen, einen ohne Schichten. Das will ich aber momentan nicht, weil mir die Arbeit in der Notaufnahme gefällt. Was sich geändert hat, seitdem ich dort bin? Schlimme Träume hat jeder mal, nur sind meine realer geworden.

Apropos Nachtschicht: Ich sollte endlich mal aufstehen. Voller Panik, verschlafen zu haben, richte ich mich im Bett auf. Ich suche meinen Wecker. Mit hämmerndem Herzen schaue ich auf die rote Digitalanzeige. Es ist 20 Uhr.

»So ein Mist!«, schreie ich entsetzt auf, reiße die Bettdecke zur Seite und springe quasi aus dem Bett. Nun aber blitzschnell ab unter die Dusche! Eine halbe Stunde noch, dann muss ich wirklich los. Ob ich das wohl schaffe? Ich denke einfach nicht weiter drüber nach und sprinte hektisch ins Bad.

Es ist schon peinlich, wenn man zu spät zum Nachtdienst kommt, weil man verschlafen hat. Das passiert mir nicht zum ersten Mal. Zum Glück nehmen mir die meisten Kollegen das nicht übel, weil sie selbst wissen, wie schwer es ist, vier Nachtdienste hintereinander zu überstehen.

Aber ich schaffe es und bin pünktlich – dank einer ziemlich rasanten Fahrt mit einem kleinen Stadtflitzer. Wie gut, dass es mittlerweile Carsharing gibt! Ich schaue auf meine Uhr: noch fünf Minuten bis Schichtbeginn. Das reicht für einen Kaffee, denn den brauche ich jetzt dringend. Mit dem köstlichen Heißgetränk in der Hand genieße ich vor dem Eingang der Notaufnahme die frische Luft und die letzten schwachen Sonnenstrahlen des Tages.

Der Kaffeebecher ist schon wieder leer. Noch ein tiefer Atemzug und dann auf zur Arbeit! Beim Reingehen sehe ich nach, wie viele leere Tragen im Eingangsbereich der Notaufnahme stehen: keine. Mir wird ein bisschen schlecht. Alle Tragen sind belegt – das wird eine anstrengende Schicht. Aber es nützt ja nichts, Augen zu und durch!

Meine Kollegen gehen ohne ein Wort zu sagen los, sind mir zwei Schritte voraus. Ich bekomme es als Letzte mit, folge dann aber dem »Rudel« zur Anmelde- und Arbeitsbeschaffungszentrale.

Dort nehmen der Neurologe und ich einen Patienten vom Notarzt Dr. Lutz Bernhard entgegen. Wir lagern ihn mithilfe der Feuerwehrleute auf eine Trage, während Dr. Lutz Bernhard danebensteht, sein Klemmbrett in der Hand, und wie immer seinen Monolog hält. Der Neurologe hört ihm geduldig zu. Dr. Lutz Bernhard schafft es mal wieder nicht, ihn anzuschauen.

Nachdem der Patient umgelagert ist, geht das Notarztteam ohne Dr. Lutz Bernhard aus dem Behandlungsraum. Der schreitet mit großen Schritten und stolzgeschwellter Brust hinterher. Es macht ihm offenbar nichts aus, von den anderen zurückgelassen zu werden.

Der Patient, Herr A., wurde nach dem Manchester-Triage-System als orange eingestuft. Ich bereite ihn für den Neurologen vor. Herr A. ist knapp 50 Jahre alt. Er trägt einen Hut wegen der kahlen Stelle auf seinem Kopf, die von kurz geschorenen grau melierten Haaren umrandet ist. Schon in jungen Jahren, mit 25, litt er unter Alopezie, wie er mir erzählt. Das ist eine Erkrankung, bei der die Haare ausfallen. Seine damalige Freundin störte das aber nicht. Aus Liebe feierten sie Hochzeit und sind immer noch verheiratet.

Seine Frau will nur leider schon lange keinen Sex mehr. Sie liebt ihn, hat aber seit mehreren Jahren eher das Bedürfnis, zu kuscheln. Sex braucht sie nur noch selten. All das berichtet mir Herr A. sehr offenherzig.

Ich bin etwas schockiert, dass er mir so freizügig die pikanten Details seiner Ehe anvertraut, und versuche, das Gespräch auf etwas anderes zu lenken. Das interessiert den Herrn aber nicht. Er erzählt munter weiter; ich höre zwangsläufig zu.

Herr A. steht mitten im Saft, wie er stolz behauptet. Er hat noch Spaß am Sex und will nicht immer nur kuscheln. Trotzdem liebt er seine Frau und will sie nicht verletzen. Also geht er heimlich ins Bordell. Dort traf ihn nun der sprichwörtliche Schlag – er hatte einen Schlaganfall. Sein linker Mundwinkel hängt herunter und sein linker Arm ist taub.

Herr A. redet ziemlich viel. Er ist ganz schön aufgeregt. Kein Wunder, wenn man bedenkt, was ihm blüht, sollte seine Frau das mit dem Bordell erfahren. Er bittet, ja fleht mich fast schon an, ihr nichts davon zu sagen. Er will ihr nicht wehtun. Sie besucht gerade eine gute alte Freundin, ist für ein paar Tage nach Österreich geflogen.

Inzwischen ist Herr A. für den Neurologen vorbereitet. Die Blutproben sind im Labor, das EKG ist geschrieben, der Blutzucker gemessen. Seine Vitalzeichen wie Blutdruck, Puls und Sauerstoffsättigung des Blutes werden per Monitor überwacht. Nach einer kurzen Anamnese macht sich der Neurologe mit dem Patienten auf den Weg zur Röntgenabteilung, damit mittels einer Computertomografie ein Bild von dessen Kopf gemacht werden kann. Ich halte den beiden die Türen auf.

Seit der Ankunft dieses Patienten sind nur ein paar Minuten vergangen, aber es warten schon viele weitere. Es geht mal wieder sehr hektisch zu bei uns in der Notaufnahme. Irgendwann brauche ich noch einen Kaffee und ein bisschen frische Luft.

Stunden später gehe ich den Flur entlang, an der letzten leeren Trage vor dem Eingang der Notaufnahme vorbei nach draußen. Ein laues Lüftchen weht. Es ist drei Uhr morgens und noch dunkel. Ich bin total müde, gähne laut, recke und strecke mich. Dabei denke ich an mein kuschelig warmes Bett. Am liebsten würde ich jetzt Schokoladencroissants essen, frisch aus dem Ofen. Mir läuft das Wasser im Mund zusammen. Mein Magen grummelt laut. Aber wenigstens gab es einen leckeren Kaffee. Ein wohlig-warmes Gefühl macht sich in meinem Bauch breit.

Kaum bin ich zurück in der Notaufnahme, geht es auch schon weiter. Was erwartet mich nun? Bin gespannt. Fachrichtung Allgemeinchirurgie. Muss zwischen den Fachrichtungen hin und her springen. So ist das in der Notaufnahme. Gibt viel zu sehen, viel zu lernen und viel zu erzählen.

Irgendwann merke ich, dass es mir gerade nicht so gut geht. Seit einer halben Stunde habe ich ziemlich nervige Kopfschmerzen und dazu ein unangenehmes Ohrensausen. Das muss der Stress sein, dieses kräftezehrende Drei-Schicht-System. Dazu kommen noch die ständigen Belastungen des Alltags in der Notaufnahme. Das ist momentan einfach zu viel für meinen Körper.

Eigentlich soll ich mich jetzt zusammen mit dem Allgemeinchirurgen um den nächsten Patienten kümmern. Aber der Arzt operiert gerade. Er kommt bald, wird mir gesagt, wenn er fertig ist. Also gönne ich mir noch eine kurze Auszeit, bevor es weitergeht. Die muss ich mir einfach nehmen, vor allem, um etwas zu trinken. Ich verspreche den Kollegen, in circa fünf Minuten zurück zu sein. Sie sind einverstanden.

Im Aufenthaltsraum lasse ich mich in den gemütlichen Polstersessel fallen und trinke eine ganze Flasche Wasser leer. Anschließend massiere ich mir mit sanftem Druck die Schläfen. Das wohlige Gefühl von vorhin überkommt mich wieder. Ich schließe die Augen, lehne mich im Polstersessel zurück und denke an meinen letzten Urlaub.

Sofort spüre ich die warmen Sonnenstrahlen auf meiner Haut und sehe den wunderschönen weißen Sandstrand vor mir. Die Wellen rauschen. Die Gicht umspielt die vereinzelt im seichten Wasser liegenden Felsbrocken. Draußen auf dem Meer liegt ein Fischerboot vor Anker. Ein alter Mann mit weißem Sonnenhut, das Gesicht und die Arme braun gebrannt, sitzt entspannt darin. Er hält eine Angelrute in der Hand und wartet auf den Fang des Tages. Ich liege auf einem Handtuch im feinkörnigen Sand. Eine leichte Brise weht. Die großen grünen Blätter der Kokospalmen hinter mir schwingen hin und her.

Plötzlich klingelt irgendwo zwischen den Palmen ein Telefon. Ich werde wach – bin wohl eingenickt. Zu meiner großen Enttäuschung muss ich feststellen, dass es das Telefon im Aufenthaltsraum ist. Genervt gehe ich ran. Ich muss zurück in die Notaufnahme, denn ich werde schon schmerzlich vermisst. Ein hastiger Blick auf die Wanduhr sagt mir, dass ich etwa 20 Minuten lang geschlafen haben muss. Wie peinlich!

Auf der Toilette spritze ich mir zum Wachwerden noch schnell kaltes Wasser ins Gesicht, aber das bringt nicht viel. Ich recke und strecke mich und muss dabei laut gähnen. Mein Gesicht im Spiegel kommt mir wie das einer Fremden vor.

Ich versuche, mich selbst zu motivieren: Halte durch, du hast es fast geschafft! Der vierte Nachtdienst ist bald um. Ab morgen kannst du zwei Tage lang chillen.

Zurück in der Anmelde- und Arbeitsbeschaffungszentrale stehe ich vor der Wahl, einen Patienten zur Toilette zu begleiten oder bei der Behandlung eines anderen Patienten in der Allgemeinchirurgie zu assistieren. Ich entscheide mich für Letzteres. Zum Glück haben wir heute einen Praktikanten im Nachtdienst, der sich spontan dazu bereit erklärt, die Toilettenbegleitung zu übernehmen. Ich kann gerade keinen Urin mehr riechen. Mir wird schlecht davon.

Also gehe ich zu dem Patienten, Herrn Z., und dem ebenfalls erschöpften Allgemeinchirurgen in den Behandlungsraum. Herr Z. ist 70 Jahre alt, wirkt aber noch sehr rüstig und agil für sein Alter. Ich hätte ihn auf jeden Fall jünger eingeschätzt. Er klagt über Unterbauchschmerzen.

Ich messe seine Vitalzeichen. Nach einer kurzen Anamnese und einer rektalen Untersuchung entscheidet der Allgemeinchirurg, ein Röntgenbild machen zu lassen. Wir wissen einfach nicht, warum der Patient diese Schmerzen hat. Seine Aussagen sind vage, er druckst herum. Der Arzt bittet mich, auch Blut abzunehmen, und verlässt den Behandlungsraum.

Stumm führe ich meine Arbeit fort. Herr Z. starrt an die Decke und lässt alles über sich ergehen. Als ich fertig bin, kommt er meiner Bitte nach, sich auf die Trage zu legen, und ich fahre ihn zur Röntgenabteilung.

Draußen ist es immer noch dunkel. Trotzdem haben wir hier ziemlich viele Patienten in der Notaufnahme. Das gedämpfte Licht auf dem Flur scheint sich aber beruhigend auf sie auszuwirken. Muss wohl am Biorhythmus liegen: Die innere Uhr befiehlt den Leuten, einen Gang runterzuschalten. Nur wir Mitarbeiter der Notaufnahme müssen funktionieren!

Mittlerweile wurde die Ursache für die Schmerzen des Patienten gefunden: Ihm steckt ein 30 Zentimeter langer und sechs Zentimeter breiter Dildo im Darm. Der kann entweder durch eine Operation entfernt werden, bei der ein Bauchschnitt gemacht werden muss, oder man versucht, ihn wieder herauszuziehen. Nun muss ein Krankenhaus auch immer an die Kosten denken und eine Operation ist teuer. Zudem ist sie mit gewissen Risiken für den Patienten verbunden. Der Allgemeinchirurg hat sich schon längst für die seiner Meinung nach vorteilhaftere Methode entschieden.

Herr Z. sitzt nun breitbeinig auf dem Gynäkologenstuhl. Er trägt nur noch seinen Pullover und ist unten herum völlig nackt. Aber er hat keine andere Wahl. Der Allgemeinchirurg zieht sich ein Paar Handschuhe über und lässt erst einen Finger, dann zwei, dann drei, dann vier und schließlich die gesamte Hand bis zum Handgelenk im Rektum des Patienten verschwinden.

Dieser sagt kein Wort, gibt lediglich ein paar Töne von sich und bemüht sich, den Anus zu entspannen. Der Allgemeinchirurg tastet sich den Enddarm entlang, gleitet mit der Hand rein und raus. Er schaut mich etwas ratlos an und sagt verzweifelt, er könne es nicht packen, das olle Ding. Es rutsche ihm immer wieder aus den Fingern.

Unschlüssig stehe ich daneben. Der Allgemeinchirurg bittet mich, den Bauch des Patienten abzutasten, während seine Hand immer noch tief in dessen Rektum steckt. An der Bauchdecke, etwas unter dem Bauchnabel, ertaste ich eine Verhärtung, die bei der Berührung von einer Seite auf die andere rutscht. Das muss der Dildo sein. Es fühlt sich komisch an. Schnell nehme ich meine Hand wieder weg.

Der Allgemeinchirurg ruft: »Ich hab es! Los, pressen Sie!«

Der Patient kneift die Augen zusammen, spannt die Bauchmuskulatur stark an und stöhnt. Der Allgemeinchirurg zieht seine Hand langsam heraus. Zum Vorschein kommt ein pinkfarbener, mit Exkrementen beschmierter Dildo, der durch den stark gedehnten After herausgleitet. Sofort riecht es nach Schwefel. Ein Wohlgeruch! Mir wird schon wieder schlecht. Ich muss mich wegdrehen und versuche, nur durch den Mund zu atmen.

Herr Z. hatte zwei Tage lang verzweifelt versucht, den Dildo selbst herauszubekommen. Dabei hatte er ihn offenbar nur noch weiter hineingeschoben. Zudem hatte er noch gewartet, bis die Batterie leer war, um fragende Blicke im Wartebereich zu vermeiden. Jetzt zieht er verlegen, aber froh von dannen.

Ich überlege, ob es nicht auch Dildos mit einer Kette daran gibt. So hätte Herr Z. eine »Rettungsleine« gehabt und sich einiges erspart. Aber mir bleibt keine Zeit für lange Überlegungen. Der nächste Patient wartet schon. Trotzdem wundere ich mich im Stillen darüber, was manche Menschen so alles riskieren für ein bisschen sexuelle Befriedigung. Nicht nur ihre Gesundheit wie Herr Z., sondern auch ihre Ehe wie Herr A., der Mann mit dem Schlaganfall im Bordell.

Zwei Tage später telefoniere ich zufällig mit Tim. Er erzählt mir von einer Frau, die sich während seines Spätdienstes nach dem Verbleib ihres Mannes erkundigte. Sie war früher aus ihrem Urlaub zurückgekommen, weil sie ein ungutes Gefühl hatte, sie hatte sich einfach schlecht gefühlt, ihr Kreislauf hatte Probleme gemacht.

Tim kannte natürlich die Geschichte von Herrn A. und seiner Einlieferung. Als nun dessen Frau anrief, hatte er einen Kloß im Hals und musste aufpassen, dass er nichts verriet. Er verwies freundlich auf die Station und das Personal dort. Das Ganze war ihm sehr unangenehm – vor allem weil die Frau sehr nett und besorgt um ihren Mann war. Ja, manchmal kommt man auch selbst in Verlegenheit.

13. KAPITEL

GESCHLECHTER–FORSCHUNG

Man lernt nie aus

Von Tim

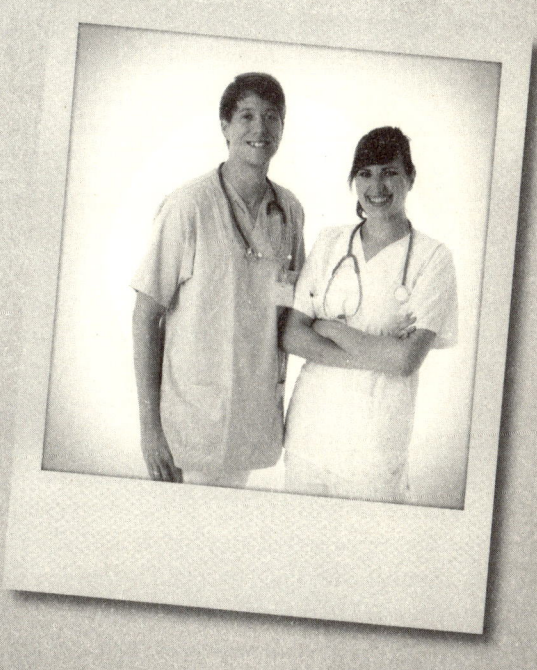

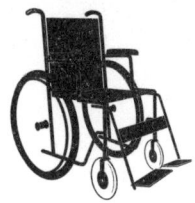

Heute ist *das* Spiel des Jahres. Ich bin echt froh, heute nicht dabei sein zu können. Stattdessen stehe ich an der Front und darf mich mal wieder um die in schwarz-rot-gold gekleideten Alkoholleichen kümmern. Was für eine Ehre für mich!

Verdammt noch mal, ich habe das Gefühl, das passiert immer nur mir! Deutschland spielt gegen den übermächtigen Gegner Spanien im Halbfinale der Fußballweltmeisterschaft und ich bin nicht dabei. Super! Toll! Bravo! Dabei wollte ich mit all meinen Freunden zum Public Viewing in unsere Stammbar. Ein großes Dankeschön an den Oberpfleger! Eines Tages wirst du in deinen ausgetretenen Birkenstocklatschen …

Contenance! Ich muss mich unter Kontrolle kriegen und das Beste daraus machen. Nur wie? Die Kollegen um einen Tausch bitten? Zwecklos! Mich krankmelden? Das wäre nicht fair den anderen Kollegen gegenüber. Also muss ich mich wohl oder übel meinem Schicksal beugen und mich mit der Situation abfinden.

Es ist 20.15 Uhr. Ich muss los zum Nachtdienst, mitten durch die Innenstadt. Mein Auto ist mal wieder in der Werkstatt. Seit sechs Wochen warte ich nun schon auf ein neues ABS-Steuergerät und bin mittlerweile sehr verärgert über den französischen Autohersteller. Angeblich muss das Teil erst aus Frankreich importiert werden, da es im riesigen Zentrallager in Deutschland nicht vorrätig ist. Nun ja …

Wütend setze ich mich in den Bus, stopfe mir meine Kopfhörer tief in die Ohren und drehe die Musik so laut, dass ich das Getuschel der anderen Passagiere nicht mehr hören muss. Ich schließe die Augen und lausche der Musik, die mein Trommelfell zum Beben bringt. Zu schlechter Laune passt gute Rockmusik oder ein aggressiver Bass. Das hilft mir immer, Stress abzubauen. Bum, bum, bum.

Meine Fahrt dauert wie immer knapp 50 Minuten. Zum Glück gibt es heute keinen Stau oder einen Autofahrer, der meint, er müsse die Busspur blockieren. Dann bin ich endlich da. Der Akku meines Smartphones ist inzwischen fast leer, ich werde die Musik wohl leiser drehen müssen. Menno!

Rebellisch steige ich vorn beim Fahrer aus und muss mir dafür ein vorwurfsvolles »Aussteigen hinten, junger Mann!« anhören. Genervt marschiere ich auf dem gepflasterten Fußgängerweg in Richtung Krankenhaus. Bis zum Haupteingang sind es nur ein paar Meter.

Mit gesenktem Kopf gehe ich an der Frau von der Information vorbei. Jeden Tag sehe ich sie wie versteinert mit gesenktem Kopf in ihrem Glaskasten sitzen. Sie hat ein blasses Mondgesicht und verschwitzte Haut. Ihre strohigen, ungekämmten Haare versucht sie mit einem Pferdeschwanz zu bändigen.

Widerwillig gehe ich durch die Krankenhausflure zur Umkleidekabine unweit der Notaufnahme. Ich stecke den Schlüssel ins Schloss, aber die Tür lässt sich nicht öffnen.

»Verdammter Mist, was ist denn nun los?«, fluche ich laut. So etwas kann ich heute echt nicht gebrauchen. »Diese verdammte Tür, warum geht die denn nicht auf?!«

Während ich immer mehr in Rage gerate, wie wild mit meinem Schlüssel am Türschloss herumfummele und wahrscheinlich ein hochrotes Gesicht vor lauter Wut bekomme, tippt mir jemand auf die Schulter. Dann zieht er am Kabel meines rechten Ohrstöpsels, sodass dieser aus meinem Ohr ploppt. Erschrocken drehe ich mich um.

»Sag mal, bist du jetzt ein Mädchen oder was? Warum versuchst du die ganze Zeit, die Frauenumkleide zu öffnen?«, fragt Bobby mich mit ernster Miene.

Verdutzt blicke ich von seinem entsetzten Gesicht in Richtung Tür. Er hat recht: Darauf ist eindeutig die Figur mit dem schwarzen Rock zu erkennen. Ich wende mich wieder Bobby zu.

»Oh Mann, Bobby, du glaubst gar nicht, wie durcheinander ich heute bin. Ich bin total frustriert wegen des Halbfinales. Deutschland gegen Spanien, du weißt schon. Hast du etwa auch Dienst?«

»Ja, habe ich, aber eins sage ich dir jetzt mal: Es hilft doch nichts, sich wegen so etwas den Tag verderben zu lassen. Es geht mir schon jahrelang so, dass ich ständig Dienst habe, wenn mir etwas anderes wichtiger erscheint. Ich habe schon vor langer Zeit angefangen umzudenken. Es ist, wie es ist. Kannst du nicht mittendrin sein, dann hol dir ein Stück der Fußballweltmeisterschaft einfach zu dir auf Arbeit. Schau mal, was ich dabeihabe.«

Für einen kurzen Moment kramt er wild in seinem Rucksack herum und holt schließlich etwas hervor: einen tragbaren Bildschirm mit DVB-T-Receiver. Bobby ist sichtlich stolz.

»Damit können wir zwischendrin immer mal wieder reinschauen ins Geschehen. Cool, oder?«

Er schaltet das Ding an und möchte mir zeigen, wie es funktioniert. Ich lasse ihm den Spaß, obwohl ich es schon weiß. Solche Geräte habe ich schon oft gesehen, wollte mir aber nie eins kaufen.

»Bobby, du bist der Beste! Damit rettest du zwar nicht ganz meinen Tag, aber immerhin habe ich jetzt wieder bessere Laune.«

»Na siehst du, alles wird gut. Jetzt müssen wir uns aber umziehen. Es ist schon kurz vor Übergabe – die Kollegen wollen nach Hause, Fußball gucken!«

»Pff, eigentlich könnte ich mir jetzt erst recht Zeit lassen.«

Im Leben gibt es, wie ich bereits an anderer Stelle erklärte, etliche Wiederholungen – so auch heute. Wie schon oft schlurfen Bobby und ich von der Umkleidekabine den Gang entlang zum Aufenthaltsraum, wo sich die Mitarbeiter des bevorstehenden Nachtdienstes treffen. Wir haben noch ein paar Minuten Zeit zum Qualmen beziehungsweise für einen großen Becher Kaffee. Dabei teilen wir uns ganz entspannt in die jeweiligen Arbeitsbereiche ein.

Anna und ich wollen uns gleich in die Arbeit stürzen, also ab zu Frau Dr. Stumpf. Die Kollegen der Spätschicht sind dankbar, als wir sie ablösen. Laut ihnen ist im internistischen Bereich mal wieder die Hölle los, Wartezeiten von mehreren Stunden schlagen – wie so oft – stark auf die Gemüter aller Beteiligten. Die Frustrationsgrenze vieler Patienten und deren Angehöriger ist schon lange überschritten, sie brauchen ein Ventil für ihre Aggressionen. Dann sind wir Mitarbeiter der Notaufnahme mal wieder die Sündenböcke für die sich verschlechternde Situation im Gesundheitswesen.

Mich interessiert das heute nicht, es ist immer das gleiche Gelaber. Mehr als 100 Prozent kann ich nicht arbeiten.

Während der Schicht nehme ich mir ab und zu ein paar Sekunden Zeit, um auf Bobbys tragbaren Bildschirm zu schauen. Bobby hat heute den Dienst in der Anmelde- und Arbeitsbeschaffungszentrale übernommen. Wenn ich zur Toilette muss, stehle ich mich den langen Flur entlang an seinem Platz vorbei, um einen flüchtigen Blick auf den Bildschirm zu erhaschen. Irgendwie drückt meine Blase heute mehr als sonst.

Mittlerweile ist es 23.45 Uhr; das Spiel ist vorbei. Deutschland hat null zu eins gegen Spanien verloren. Vor lauter Frust feuerte Bobby seinen Bildschirm in die Ecke. Oje, das ganze Theater heute den Tag über und wofür?! Das Ausscheiden der deutschen

Nationalmannschaft. Aber das Leben geht weiter. Ich will nicht mehr darüber nachdenken und außerdem muss ich arbeiten.

Ich stehe im Aufenthaltsraum der internistischen Abteilung und trinke aus meiner Flasche. Während ich hastig ein paar Schlucke nehme, schaue ich nach nebenan in den Behandlungsraum. Die Tür steht halb offen, so kann ich sehen, was dort vor sich geht.

Anna schiebt gerade eine Trage mit einer Patientin in den Raum – ein anstrengendes Manöver. Dann sagt sie: »Wenn Sie auf die Toilette müssen, kann ich Ihnen leider nur eine Bettpfanne geben.«

»Das ist mir egal. Ich muss mal, machen Sie schnell!«, antwortet die Patientin hektisch.

Sie ist zugedeckt bis zum Kopf. Von Weitem erkenne ich, dass sie schon etwas älter sein muss, denn etliche tiefe Falten durchziehen ihr Gesicht. Dazu noch ihr braun gefärbtes, teils grau meliertes Haar, da lässt mich nichts mehr zweifeln.

Anna scheint ganz schön gestresst zu sein. Wild wuselt sie herum, nimmt den Deckel von der silberfarbenen Bettpfanne, die sie gerade aus der Spüle zwischen den Behandlungsräumen geholt hat, und hebt hastig die Bettdecke der Patientin in Höhe des Beckens hoch.

»Stellen Sie bitte Ihre Beine auf und heben Sie Ihren Popo an, damit ich Ihnen die Bettpfanne unterschieben kann«, fordert Anna die Patientin auf.

»Gut so, Schwesterchen? Oh, der Topf ist so schön warm. Sonst ist der immer so eisig kalt.«

»Er kommt aus der Spüle. Super mitgemacht! Sie können nun in Ruhe Ihr Geschäft erledigen. Wenn Sie fertig sind, rufen Sie bitte jemanden von den Pflegekräften. Der wird die Bettpfanne dann wieder mitnehmen«, sagt Anna und verlässt den Behandlungsraum.

Als ich den Aufenthaltsraum nach meiner Pause verlasse und durch den Behandlungsraum gehe, muss ich zwangsläufig an der Frau vorbei, die gerade ihr »Geschäft« verrichtet. Ich gehe schnell und dribble mit einer zusammengeknüllten Papiertüte auf dem Boden geschickt an der Trage vorbei.

Insgeheim denke ich: Bloß nicht zum Gegner gucken, bloß nicht in ihre Augen schauen. Hoffentlich quatscht die Frau mich jetzt nicht an. Ich habe so gar keinen Bock darauf, die Bettpfanne mitzunehmen.

Mit Scheuklappen vor den Augen gehe ich schnurstracks in Richtung Tür. Ich habe es fast geschafft, als sie sagt: »Herr Doktor!«

»Nein!«, rufe ich vor Schreck ganz laut und will mich partout nicht umdrehen. Ich bin bockig, starre die weiße Tür vor mir an und verweile einige Sekunden lang in dieser Haltung. Das Ganze kommt mir vor wie ein böses Foul. Reflexartig greife ich mit meiner rechten Hand in meine Gesäßtasche, ziehe eine imaginäre rote Karte heraus und halte sie hoch in die Luft. Diese Aktion begleite ich mit einem schrillen Pfeifen.

Die Patientin weiß überhaupt nicht, was hier gerade abgeht. Sie scheint aber auch völlig unbeeindruckt zu sein von meinem Theater.

»Herr Doktor, darf ich denn jetzt auch einfach lospullern? Ich möchte nicht, dass was danebengeht.«

Puh, ich bin erleichtert. Eine einfache Frage, auf die ich nur eine Antwort geben muss, und dann schnell weg hier. Nix ist mit Saubermachen.

Es ist übrigens eigenartig, wie viele Patienten mich Doktor nennen, nur weil ich männlich bin. In vielen Köpfen existiert offenbar immer noch das Bild, im Gesundheitswesen seien alle Frauen Krankenschwestern, die sich um die Patienten kümmern, während der Arzt natürlich ein Mann sei.

Aber das ist mir jetzt egal. Ich lasse die zerknüllte Papiertüte auf dem Boden im Türrahmen liegen, drehe mich um und gehe zwei Schritte auf die Patientin zu.

»Aber klar doch, schießen Sie einfach drauflos. Das geht alles in die Bettpfanne. Ein klarer Elfmeter.«

Die Patientin lässt sich das nicht zweimal sagen und legt los, das zeigt zumindest ihr angestrengter Blick.

Eigentlich hatte ich jetzt vor, den Behandlungsraum endgültig zu verlassen. Doch dann sehe ich verwundert, wie sich die Bettdecke in Höhe der Bettpfanne verfärbt. Die Stelle wird dunkler, die Decke scheint nass zu werden. Weiter unten am Fußende finde ich einen trockenen Zipfel zum Anfassen. Als ich die Bettdecke ein Stück hochhebe, sehe ich, dass die Trage voller Urin ist. Die Patientin liegt mitten in einer warmen Lache.

Im Moment beschäftigt mich aber vor allem die Frage, wie Anna das übersehen konnte: Die Frau hat einen kleinen Penis. Und gerade hat sie von mir die Erlaubnis bekommen, aus vollem Rohr zu schießen. Das war wohl ein Eigentor! Klar, der Urinstrahl des Penis geht natürlich nicht in die Bettpfanne, weil er sich darüber befindet und einen höheren Bogen macht. Da kann man es der Patientin auch nicht verübeln, dass nun alles nass ist.

Anna hat vorhin die Bettdecke anscheinend zu wenig hochgehoben und die Patientin muss unten herum schon nackt gewesen sein. So erübrigte sich das Ausziehen. In der Eile hat Anna dann wahrscheinlich die Bettpfanne einfach schnell daruntergeschoben in der Hoffnung, sie werde schon gut platziert sein. Die Bettpfannen sehen ja alle gleich aus, da gibt es keine unterschiedlichen für Mann und Frau.

Wie auch immer, Spekulieren bringt ja nichts und möglich ist vieles. Jedenfalls kann ich mir ein Grinsen nicht verkneifen und decke die Patientin erst einmal wieder zu.

»Entschuldigen Sie mich bitte, ich bin sofort zurück«, sage ich noch schnell und mache mich auf den Weg in den Behandlungsraum eine Tür weiter.

»Anna, jetzt erklär mir doch bitte noch einmal ganz genau die primären Geschlechtsmerkmale von Männlein und Weiblein!«, fordere ich sie lachend auf.

Anna ist ziemlich verdutzt. Sie versteht nur Bahnhof und meint, ich hätte eine Meise – bis zu dem Augenblick, wo wir gemeinsam die Bettdecke der Patientin hochheben. Natürlich haben wir inzwischen sämtliche Pflegeutensilien wie Einmalwaschlappen, Seife und Handtuch dabei.

»Entschuldigen Sie bitte. Ich dachte, Sie wären eine Frau«, versucht Anna, ihr Versehen zu entschuldigen.

»Das sind die Östrogene. Davon kriege ich zwar eine höhere Stimme und mein Bartwuchs wird weniger, aber dieses hässliche Ding da unten muss man mir erst noch abschneiden. Glücklicherweise war es immer schon so klein«, entgegnet die Frau auf der Trage.

Abpfiff!

14. KAPITEL

TOM UND KATHARINA

Ich will dich lieben und ehren …

Von Anna

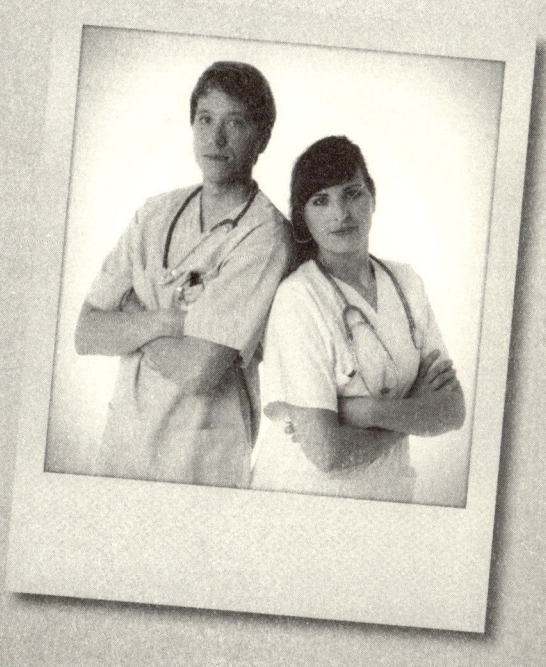

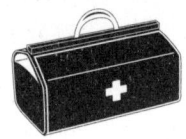

Es ist Zeit für eine Pause und ich möchte kurz an die frische Luft. Einmal durchatmen, danach von meinem Brötchen abbeißen und wieder zurück an die Arbeit. Mit diesen Gedanken schlendere ich in Richtung Ausgang.

Plötzlich kommt ein Mann von draußen auf mich zugerannt. Er winkt mit beiden Armen. In seiner rechten Hand hält er einen Autoschlüssel, der bei jeder Bewegung hin und her schlackert. Schon von Weitem sehe ich sein verzerrtes Gesicht und dann ruft er durch den Flur, dass es draußen jemandem nicht gut geht.

Na endlich, jetzt weiß ich auch, was zu tun ist. Ich drehe mich auf dem Absatz um, laufe zurück über den kurzen Flur, rufe eine Kollegin, damit sie mich begleitet, und schnappe mir eine Trage, die wir brauchen könnten. Da ich vorn laufe, bin ich für das Lenken der Trage zuständig. Meine Kollegin gibt Schwung von hinten und wir sind schnell auf dem Weg nach draußen.

Es ist kühl und in meinem kurzen Kittel bekomme ich eine Gänsehaut. Als wir uns kurz umsehen, bemerken wir ein Taxi. Daneben steht der winkende Mann mit dem Autoschlüssel. Auf der Beifahrerseite entdecke ich eine ältere Frau, die sich am Autodach festhält. Ich lenke die Trage auf das Fahrzeug zu und bekomme wieder Schwung von hinten. Der Taxifahrer hört auf zu winken und öffnet die hintere Tür seines Autos.

Der leblose Körper eines Mannes kommt zum Vorschein, er hängt zur Hälfte aus der Tür. Ich schätze ihn auf 70 Jahre. Aus dem Augenwinkel sehe ich einen weiteren weißen Kittel, der uns zu Hilfe geeilt kommt. Das ist gut so, denn ein menschlicher Körper ohne jegliche Spannung ist um einiges schwerer als normal.

Der Taxifahrer packt ebenfalls mit an und zu viert hieven wir den Mann auf die Trage. Die zu Hilfe geeilte Kollegin springt dazu und beginnt sofort mit der Herzdruckmassage. Zum Glück sind wir zu dritt und verlieren so keine Sekunde.

Während der Patient reanimiert wird, fahren wir in geübter Manier in Richtung Intensivstation. Meine Kollegin gibt von hinten Schwung und ich lenke. Die ältere Frau bleibt am Taxi zurück, immer noch beide Hände fest am Autodach. Sie muss hilflos zusehen, wie eine Schwester wild auf dem Mann herumdrückt, während er im Krankenhaus verschwindet.

Trotz der mittlerweile aufgenommenen Geschwindigkeit versuche ich, Ecken und Türen nicht zu rammen. Nach wenigen Sekunden haben wir die Intensivstation erreicht. Die routinierten Mitarbeiter dort übernehmen den Patienten: Intubation, Zugänge legen, an einen Monitor anschließen. Alles erfolgt zeitgleich und strukturiert.

Unsere Arbeit ist erledigt und wir treten den Rückzug an. Ich denke an die arme Frau und gehe wieder nach draußen. Immer noch hält sie sich am Autodach fest und starrt mit großen Augen vor sich hin. Als ich neben ihr stehe, fängt sie ohne Aufforderung an zu reden.

»Ich war mit meinem Gunni in unserem Lieblingsrestaurant. Er hat heute aber gar nicht so viel gegessen, weil er sich schon nachmittags nicht wohlgefühlt hatte. Auf der Heimfahrt im Taxi ging es ihm plötzlich nicht mehr gut und es wurde schnell immer schlimmer. Als der Gunni kaum noch ansprechbar war, entschied der gute Taxifahrer selbstständig, zur Notaufnahme zu fahren, und dann waren Sie zum Glück gleich da. Der Taxifahrer hat meinem Gunni vielleicht das Leben gerettet und jetzt möchte er nicht mal Geld haben.«

Mein Blick fällt auf den blassen Fahrer. Er sitzt im Auto, mit beiden Händen am Lenkrad, und starrt vor sich hin. Er muss wohl erst einmal eine Pause einlegen.

Der verstörten Frau lege ich einen Arm um die Schulter und zeige ihr den Wartebereich der Intensivstation. Ein Glas Wasser ist alles, was ich jetzt noch für sie tun kann. Nun muss sie warten, bis der Arzt kommt und ihr sagt, wie es mit ihrem Gunni weitergeht. Ich verabschiede mich und mache mich auf den Weg zurück in die Notaufnahme.

Die Pause war leider sehr kurz. Mein Hungergefühl hat sich inzwischen verflüchtigt, aber einen Kaffee werde ich mir noch gönnen. Doch die nächsten Patienten lassen nicht lange auf sich warten.

Zwei Feuerwehrmänner kommen mir auf dem Flur der Notaufnahme entgegen, um mir ihren Patienten zu übergeben. Ich erkenne ihn und seine Begleiterin sofort: Tom und Katharina. Tom muss schon seit fast einem Jahr regelmäßig in die Notaufnahme kommen. Aber am besten beginne ich mit der Geschichte von vorn.

Tom hatte beschlossen, sich selbstständig zu machen. Eines Tages fuhr er nach einer langen Geschäftsreise nach Hause, da packte ihn wieder ein Hustenanfall. Diese hatte er zuvor schon öfter gehabt, wahrscheinlich wegen des Stresses, dachte er. In einem Jahr einen Laden zu eröffnen und all die Geschäftsreisen selbst zu machen war einfach zu viel. Aber diesmal hatte der Hustenanfall weitreichende Folgen, nicht nur für ihn. Während einer kräftigen Hustenattacke kniff er die Augen zu und übersah einen von der Seite heranfahrenden Kombi.

In der Notaufnahme wurde er im Rahmen der Untersuchungen auch einer Computertomografie unterzogen. Man wollte einfach sämtliche Verletzungen nach dem Unfall erkennen. Den Moment, in dem wir die Untersuchungsergebnisse erhielten, werde ich nie vergessen.

Ich betrat den Behandlungsraum, während Dr. Frederick sich noch die Bilder anschaute. Ein »Ach du Scheiße!« aus seinem Mund ließ mich aufhorchen. Das war ungewöhnlich, normalerweise drückt er sich nicht so plump aus. Ich war gespannt, was er da auf dem Bildschirm anstarrte. Also lehnte ich mich lässig an den Schreibtisch, um auch einen Blick auf seinen Bildschirm werfen zu können.

»Ach du Scheiße!«, rutschte es mir raus wie ein Echo.

Auf dem Bildschirm befand sich das Röntgenbild der Lunge des jungen Mannes. Rechts oben sahen wir einen Tumor. Dr. Frederick wählte die Handynummer des Radiologen, denn der ist in so einem Fall der Fachmann.

Wie gelähmt starrte ich auf den Bildschirm und nahm das Gemurmel im Hintergrund gar nicht mehr wahr. Mit einem Blick auf die Unterlagen stellte ich fest, dass der junge Mann zwei Monate zuvor seinen 30. Geburtstag gefeiert hatte. Ich stellte ihn mir auf einer Party vor, inmitten seiner Freunde, gut gelaunt und ausgelassen. Wieder starrte ich auf den Bildschirm. Da war eindeutig ein großes Gebilde im rechten Lungenflügel.

Dr. Frederick legte auf und schluckte. Nun kam der eindeutig unangenehmste Teil des ärztlichen Aufgabenbereichs. Und in diesem Moment wollte ich um nichts in der Welt mit ihm tauschen. Wie soll man einen 30-jährigen Mann auf diese Diagnose vorbereiten?

Wir standen auf, ich schnappte mir die Unterlagen des Patienten und wir gingen zu ihm. Ohne große Umschweife sagte Dr. Frederick ihm, dass weitere Untersuchungen folgen würden aufgrund des auffälligen Röntgenbildes. In dem Moment klopfte es an der Tür und Toms Begleiterin steckte den Kopf herein. Sie stellte sich als seine Verlobte vor.

Der junge Mann schluckte und bat den Arzt: »Sagen Sie's ihr!«

Noch einmal erklärte Dr. Frederick den auffälligen Befund auf dem Röntgenbild und dass Tom nun erst einmal dableiben müsste, weil weitere Untersuchungen folgen würden. Toms Verlobte fing an zu weinen und konnte nicht mehr aufhören. Niemand konnte es ihr verdenken. Ich stellte den beiden eine Flasche Wasser hin und wir verließen den Raum.

Die Diagnose wurde leider auch durch die weiteren Untersuchungen bestätigt. Die Prognose ist sehr schlecht. Immer wieder sehe ich die beiden in der Notaufnahme, wenn es Tom nicht gut geht. Sie hatten sich bei mir als Tom und Katharina vorgestellt und die Regelmäßigkeit der Kontakte hat eine gewisse Nähe geschaffen. Ich war bei der Diagnosestellung dabei und habe daher einen engeren Bezug zu ihnen als andere Kollegen. Jedes Mal, wenn sie zu uns kommen und ich Dienst habe, stelle ich mich gern zur Verfügung, sie zu betreuen: »Ich kenne den Patienten, ich mach das schon.«

Ich bewundere die beiden sehr. Immer wieder bringt Katharina die große Reisetasche mit. Alles, was ihr Tom so brauchen könnte, hat sie vorsorglich eingepackt. Zu jedem Krankenhausaufenthalt kauft sie ihm ein neues Buch. Alles, was er gern isst, packt sie ihm in dreifacher Ausführung ein.

Auch der Laptop darf nicht fehlen, denn wenn Zeit ist, liegen die beiden zusammen auf dem Bett und schauen ihre Lieblingsfilme an. Katharina hat mir auch erzählt, dass sie oft mit ihren Freunden skypen. Dann sitzen die beiden vor dem Laptop und nehmen an den Spieleabenden der Freunde teil. Sie haben einen großen Freundeskreis und alle versuchen, sie zu unterstützen, wo sie nur können.

Wenn Tom erschöpft ist, sitzt Katharina oft stundenlang neben seinem Bett und hält seine Hand. Wenn er wieder wach ist, erzählen sie sich Geschichten, lachen und weinen zusammen. Katharina ist so tapfer und versucht, für ihn stark zu sein. Immer wenn sie ihn besucht, muss sie an der Notaufnahme vorbeilaufen. Sie schenkt mir stets ein Lächeln, aber ich kann die Last auf ihren Schultern förmlich sehen.

Auch heute erkenne ich den Patienten und seine Begleiterin sofort, als die Feuerwehrleute mir mit der Trage entgegenkommen. Heute sieht Tom besonders schlapp aus. Ich habe ihn eine Weile nicht gesehen und er hat seit unserem ersten Treffen bestimmt 20 Kilo verloren.

Sofort nehme ich die beiden mit in den Behandlungsraum und beginne mit den üblichen Vorbereitungsmaßnahmen für die stationäre Aufnahme: Vitalzeichen messen, Blut abnehmen und ein EKG schreiben.

Katharina geht zur Toilette und Tom bittet mich, sie nach ihrer Rückkehr für einen Moment allein zu lassen. Er schaut mir ernst in die Augen.

»Diesmal schaffe ich es nicht.«

Ich muss schlucken und unterdrücke den Impuls, ihm zu widersprechen. Es wird am Ende eben nicht immer alles wieder gut.

Die Tür geht auf und Katharina betritt den Raum. Auch sie hat ihren Tom noch nie so schwach gesehen. Sie setzt sich wieder auf den Stuhl, der neben seiner Trage steht.

Ich werde die beiden nun allein lassen. Sie müssen noch einen Moment lang hier in der Notaufnahme auf ein freies Zimmer auf der Station warten. Der Monitor sagt, dem Patienten gehe es gut. Die verschiedenfarbigen Kurven laufen langsam, aber gleichmäßig über den Bildschirm. Mein Blick sagt mir etwas anderes. Tom hat stark abgenommen. Sein Gesicht ist um Jahre gealtert und seine Haare hat er durch die Chemotherapie verloren.

Vor etwa einem Jahr sah ich Tom zum ersten Mal: einen jungen Mann, der gerade die Party zu seinem 30. Geburtstag hinter sich hatte. Um seiner zukünftigen Frau ein gutes Leben zu bieten, hatte er sich den Traum von der Selbstständigkeit erfüllt. Heute liegt er in diesem Zimmer der Notaufnahme und ist nur noch ein Schatten seiner selbst. Er hat keine Kraft mehr.

Auch seine Katharina bemerkt es. Sie sitzt auf dem Stuhl neben der Trage und hält seine Hand fest. Ich sehe die beiden schönen Eheringe, mit denen sie sich vor nicht allzu langer Zeit ein Versprechen gegeben haben. Mit der anderen Hand streicht Katharina liebevoll über ihren Bauch, der sich mittlerweile deutlich unter ihrem T-Shirt abzeichnet. Eine Träne läuft langsam ihre Wange hinunter.

15. KAPITEL

IM FREIEN FALL

Intensives Erleben

Von Tim

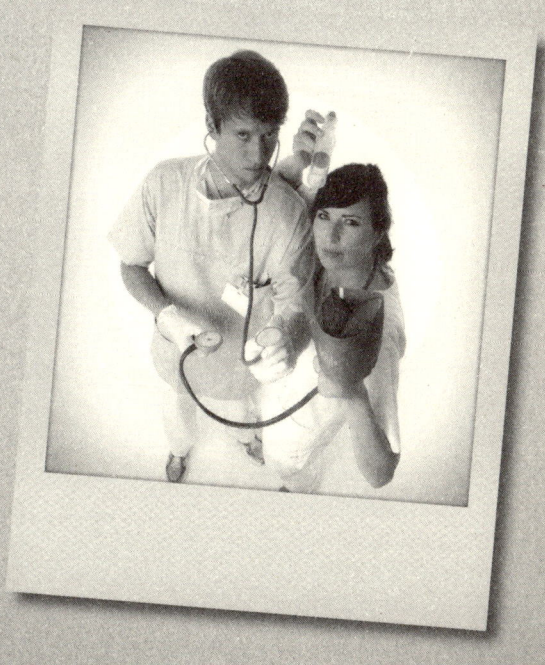

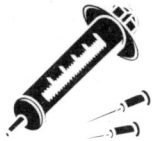

Ich stehe im Schockraum vor dem Überwachungsmonitor. Gerade haben wir hier noch einen Mann behandelt. Nun desinfiziere ich noch schnell sämtliche Zu- und Ableitungen vom Monitor, darunter auch die Blutdruckmanschette, die immer ziemlich stark beansprucht wird und einer regelmäßigen Reinigung bedarf.

Herr U. gönnt sich ab und zu mal einen Tag im Bordell, wie er selbst erzählte. Bei der Ankunft in der Notaufnahme war er zwar sehr aufgeregt und durcheinander, aber auch geschwätzig. Überhaupt schien Herr U. ein extrovertierter Mensch zu sein, der sich offenbar die Sorgen von der Seele quatschen musste.

Sonst laufe immer alles nach Plan. Zwei, drei Stunden nach dem Frühstück trinke er zu Hause sein Gläschen Wein, um auf Touren zu kommen. Das mache es ihm leichter, die Hemmungen fallen zu lassen. Danach gehe er, meist mit einem leichten Kribbeln im Bauch, zum Bordell an der Straßenecke. Es sei ganz in der Nähe, keine 200 Meter entfernt.

Nur sei heute irgendwie alles anders gewesen, meinte Herr U. Schon das Gläschen Wein habe ihm nicht geschmeckt. Sein Blutdruck sei so hoch gewesen, dass er gespürt habe, wie sein Herz heftig in der Brust klopfte. Sein Kopf habe so stark geschmerzt, dass er schon überlegt habe, zu Hause zu bleiben. Er habe sich dann aber doch dafür entschieden, ins Bordell zu gehen, komme, was wolle. Es sei ja nur die Aufregung, die werde sich schon wieder legen und der Kreislauf werde sich normalisieren. So habe er sich selbst beruhigt.

Im Bordell angekommen, habe er sich ein zweites Glas Wein gegönnt. Zudem habe er die Gesellschaft der reizenden, leicht bekleideten Damen genossen. Seine Aufregung sei gestiegen – erst recht, als eine der Schönheiten sich neben ihn gesetzt und mit ihrer Hand gekonnt an seinen Innenschenkeln aufwärts gestreichelt habe.

»Das war schon komisch«, meinte Herr U.

Am rechten Oberschenkel habe er nichts gespürt, nur am linken. Beim nächsten Schluck sei ihm dann auch noch der Wein aus dem Mundwinkel gelaufen. Er habe es einfach nicht kontrollieren können. Als er dann auch noch fast vom Barhocker gefallen sei und von der Bordelldame habe gestützt werden müssen, sei Herrn U. klar geworden, dass es heute nichts mehr werde mit dem Geschlechtsverkehr. Und das habe nicht am Wein gelegen, denn ein, zwei Gläser machten ihm sonst nichts aus. Also habe er die Dame vielmals um Entschuldigung gebeten und die Feuerwehr rufen lassen.

Nachdem Herr U. bei uns im Schockraum war, ist er jetzt in der Röntgenabteilung zur Computertomografie. Es besteht der Verdacht auf einen Schlaganfall.

Da ich inzwischen mit dem Desinfizieren fertig bin, überlege ich, ob ich eine kleine Pause mache. Ich fühle mich völlig ausgebrannt nach all der Arbeit in den letzten Tagen. Es ist mal wieder zu wenig Personal für zu viele Patienten da. Ständig ruft jemand nach mir. Einer muss zur Toilette. Ein anderer möchte wissen, wie lange es noch dauert. Wieder ein anderer sagt mir, er werde sich beschweren, weil kein Personal da ist.

Wenn ich gerade etwas zu tun habe, verweise ich darauf, dass ich mich schnellstmöglich um alles kümmern werde. Ich kann die Arbeit noch nicht einmal delegieren, weil meine Kollegen genauso viel um die Ohren haben. Wenn die Situation es erlaubt, tue ich aus Selbstschutz auch so, als ob ich nichts gehört hätte. Ich kann sowieso nichts daran ändern, nur weiterarbeiten. Und mich fragt niemand, wann ich zum letzten Mal etwas gegessen habe.

Immer wieder laufe ich über den voll besetzten Flur, wo die Patienten warten. Eine Trage reiht sich an die andere und die unbelegten werden langsam knapp. Die Jungs von der Feuerwehr wissen schon gar nicht mehr, wo sie die Leute lassen sollen. Es sind heute einfach zu viele Menschen, die zu uns kommen.

Vielleicht liegt es an der Jahreszeit. Es ist Herbst, das Laub fällt von den Bäumen und das Wetter ist nasskalt und trüb. Die Umstellung wirkt sich auch auf die Menschen aus: Der Kreislauf und die Hormone spielen verrückt. Etliche Patienten mit Knochenbrüchen warten vor dem Gipsraum. Hilfesuchende mit Depressionen kauern auf ihrem Platz und grübeln, während sie darauf warten dranzukommen.

Ich bin mittlerweile schon wieder im Schockraum. Von nebenan ruft der Oberpfleger nach mir. Stürmisch betrete ich den Gipsraum und frage, was los ist.

»Kümmere dich mal bitte um die junge Frau!«, fordert er mich auf.

»Okay, wird gemacht«, entgegne ich ihm.

Eigentlich möchte ich nicht, aber wer widerspricht schon gern einem Vorgesetzten. Der Oberpfleger wird sicherlich noch einiges an Bürokram zu erledigen haben. Kaum habe ich das gedacht, verlässt er auch schon den Gipsraum und zieht von dannen. Nun stehe ich also hier und weiß gar nicht so richtig, was ich machen soll. Ich muss erst einmal die Lage checken und meine Gedanken sortieren. Vielleicht sollte ich mich zumindest mal vorstellen.

»Guten Tag, ich bin Pfleger Tim. Ich werde mich weiter um Sie kümmern.«

Zwei Stimmen antworten mir mit einem leisen »Hallo«. Die junge Frau – sie ist schätzungsweise 19 Jahre alt – sitzt mit ausgestreckten Beinen still auf dem Bett. Sie ist leger gekleidet, trägt eine schwarze Jogginghose mit Gummibund an der Taille und Reißverschlüssen an beiden Seiten. Diese sind weit geöffnet und die Hosenbeine wurden zu den Oberschenkeln hin umgeschlagen, sodass die Waden frei sind. Außerdem trägt die Frau einen grauen Kapuzenpulli mit weißen Kordelzügen. Ihr langes blondes Haar wirkt lieblos gekämmt, einzelne Strähnen stehen wie elektrisiert ab. Mit gesenktem Kopf schaut sie geistesabwesend auf die Kordeln, die sie spielerisch um ihre Finger wickelt.

Neben ihr sitzt eine zweite Frau. Zuerst denke ich, sie sei ihre Mutter, bis mir ein Namensschild an ihrer rechten Gesäßtasche auffällt. Bevor ich überhaupt fragen kann, welche Funktion sie hat, erzählt mir die Frau, dass sie eine Pflegerin aus der Psychiatrie sei und die Patientin begleite.

Gut, jetzt weiß ich Bescheid. Ich mag es, wenn sich alles aufklärt, weil ich sehr neugierig bin.

Der Oberpfleger hat beim Verlassen des Raums alles stehen und liegen lassen. Ich glaube, er hat noch versucht, mir zu erklären, was zu tun ist, aber irgendwie war ich mit meinen Gedanken woanders. Kein Wunder, schließlich habe ich immer noch meine lange Liste im Kopf. Oje, da draußen auf dem Flur warten sie alle und wollen versorgt werden. Lieber Oberpfleger, eigentlich bin ich doch ganz froh, diese Aufgabe hier übernehmen zu dürfen. So kann ich mich wenigstens mal wieder nur auf eine Sache konzentrieren und mich intensiv damit beschäftigen.

Ich versuche also, die Lage zu analysieren. Erst einmal schaue ich mir die Patientin genauer an. An beiden Beinen ist ein Fixateur externe befestigt. Dieser Apparat dient dazu, einen Teil des Körpers ruhigzustellen, im Fall der jungen Frau die beiden Unterschenkel. Das Ganze ist ein durch die Haut gehendes, von außen mit Metallstangen befestigtes System. Die Metallstangen werden im Knochen verankert und halten die Fragmente so, dass sie wieder optimal zusammenwachsen können.

Oje, eine so junge Frau mit einem Haufen Metall in den Beinen. Das ist nicht leicht für mich. Aber ich stelle mich dieser Herausforderung.

Ich schaue ihr ins Gesicht, unsere Blicke treffen sich. Ihre Augen sind leer und glasig. Sie erträgt meinen Blick nur für einen kurzen Augenblick und schaut dann abrupt zur Decke. Auch für die Kordeln an ihrem Kapuzenpulli scheint sie sich nicht mehr zu interessieren. Ihre Hände liegen nun schlaff neben ihr auf der Bettdecke, dicht an ihrem Körper.

Wie unhöflich, sie so anzustarren, denke ich peinlich berührt und sehe zu der Pflegerin hinüber. Doch sie blickt mich nur ratlos an.

Egal, ich kann nicht anders: Ich schaue die junge Frau erneut an. Irgendwie muss ich das Eis zwischen uns brechen. Sie muss erst einmal Vertrauen zu mir aufbauen. Ein lockeres Gespräch könnte helfen. Nur wie fange ich das an? Ich beginne ganz schüchtern.

»Es tut mir leid, wenn ich so unbeholfen wirke. Ich bin noch nicht so lange Pfleger. Und nun stehe ich hier und weiß gar nicht so recht, was ich sagen soll. Ich würde Sie gern fragen, was passiert ist, traue mich aber nicht.«

Es scheint, als hätte ich nicht nur das Eis gebrochen, sondern auch ihren Schutzwall zum Einsturz gebracht. Zuerst kullert nur eine dicke Träne an ihrer linken Wange herunter. Doch dann fängt sie an, bitterlich zu weinen.

Ich bin fassungslos, kann nichts mehr sagen. Wie angewurzelt stehe ich neben dem Bett und schaue auf meine Schuhe. Am liebsten würde ich den Gipsraum sofort verlassen, aber ich bleibe und höre dem leiser werdenden Schluchzen zu. Die Pflegerin scheint sie beruhigen zu können.

Alles, was ich jetzt sage, ist sowieso verkehrt, denke ich und halte lieber meinen Mund, auch wenn es mir schwerfällt. Die ganze Situation ist mir sehr unangenehm.

Die Pflegerin streicht der Patientin über den Kopf. Ich schäme mich und traue mich nicht mal mehr, die beiden anzuschauen. Stattdessen verrichte ich still und leise meine Arbeit. Eigentlich will ich nur noch so schnell wie möglich fertig werden.

Mein innigster Wunsch ist, dass der Oberpfleger plötzlich wieder zurückkommt und sagt: »Tut mir leid, Junge. Musste nur mal schnell zur Toilette. Jetzt werde ich hier weitermachen.«

Aber so einfach ist es nun mal nicht im Leben. Also stelle ich mich wie so oft der Herausforderung und mache weiter.

Fein säuberlich wickele ich Kompressen um die Stangen des Fixateur externe und lege noch einen Verband drum. Dabei erkläre ich zwar alles, was ich tue, spreche aber eher mit mir selbst als mit der Patientin oder ihrer Begleiterin. Dadurch errichte ich so eine Art imaginären Schutzwall um mich herum, um mich nicht mit der tiefen Traurigkeit der jungen Frau auseinandersetzen zu müssen.

Als ich fertig bin mit meiner Arbeit, atme ich erleichtert auf. Mit Hilfe der Pflegerin manövriere ich das große Bett durch die enge Tür auf den Flur.

Der ist immer noch so voll und ich weiß nicht recht, wohin mit den beiden. Also schaffe ich erst einmal Platz, indem ich die anderen Tragen, auf denen auch Patienten liegen, zusammenschiebe. Ich bin mir ziemlich sicher, dass viele diese Nähe nicht so gut finden. Uns bleibt aber nichts anderes übrig. Schließlich müssen wir alle mit den vorhandenen Räumlichkeiten auskommen.

Nachdem ich das Bett mit der jungen Frau abgestellt habe, bitte ich sie und die Pflegerin, noch etwas zu warten, weil der Arztbrief noch geschrieben wird. Außerdem informiere ich sie darüber, dass der Patientenbegleitservice sie zur Station zurückbringen wird.

Wenig später laufe ich wieder über den Flur, vorbei an der jungen Frau. Die Pflegerin sitzt nicht neben ihr. Mit leiser, heiserer Stimme ruft sie mich zu sich. Verwundert gehe ich zu ihr. Sie drückt mir einen Zettel in die Hand, auf dem etwas geschrieben steht. Ich stecke ihn in die Kitteltasche und nehme mir vor, ihn später zu lesen.

Irgendwann geht auch dieser lange Arbeitstag zu Ende. Noch ein letzter Schluck Kaffee, ein Abschiedsgruß an die Kollegen und dann ist endlich Schluss und ich kann an etwas anderes denken als an die Arbeit. Erleichtert mache ich die Tür der Umkleidekabine hinter mir zu. Mit dem Ablegen der Arbeitskleidung beginnt meine Freizeit. Hastig ziehe ich mir den Kittel über den Kopf. Dann sehe ich einen zusammengefalteten Zettel auf dem Boden liegen. Mir dämmert es: Oh, das ist doch … Neugierig setze ich mich zum Lesen hin. Auf dem Zettel steht:

Ich bin krank und lebe mit Menschen zusammen, die versuchen, mich zu verstehen. Seit wann ich hier bin, kann ich gar nicht so genau sagen. Die Zeit ist irrelevant, wenn man seine Gedanken kaum noch kontrollieren kann. Sekunden werden zu Minuten und Minuten zu Stunden.

Die Welt scheint nicht mehr so wie vorher. Sie dreht sich nicht um mich. Ich bin nicht mehr so, wie man mich kennt, wie man erwartet, mich zu kennen, wie man meint, mich zu kennen. Ich soll stark sein, doch ich habe Angst zu ersticken, weil alle meine Gedanken sich unerbittlich gegen mich wenden.

Ich schaffe es manchmal, einen Tunnel zu graben, durch ihn hindurchzukriechen – einen Tunnel für meinen gefangenen Geist,

zur Außenwelt, durch den Körper hindurch bis an die Oberfläche.
Dort angekommen, schaue ich aber ins tiefschwarze Nichts. Um
mich herum sind dann nur Dinge, die mir Angst machen, und ich
krieche zurück in mein Innerstes.

Ich stelle mir so allerhand Fragen. Bin ich schuld an meinem
Leben? Kann man sich einfach so vergraben, bis alles vorbei ist?

Ich versuche ständig, meinen Geist auszubalancieren, versuche,
meine Gedanken zu ordnen. Mein Geist kommt mir vor wie ein
bunter Gummiball. Er bewegt sich hin und her, springt hoch und
runter, lässt sich nicht fangen.

Damals, auf dem Fensterbrett: Die Sonne war zum Greifen
nahe. So wunderschön und strahlend, wie sie dort am Himmel
schien. Ich versuchte, sie zu berühren, wollte sie spüren.

Ich schloss meine Augen, es war nur ein Schritt. Heftiger als
je zuvor spürte ich meinen Körper im Flug. Ich riss die Augen
auf. Der Boden kam immer näher, es kribbelte im ganzen Körper.
Ein nie zuvor gekanntes Empfinden durchströmte mich. Dann,
Sekunden später, dieser heftige Schmerz. Ich schlief ein und wachte
auf der Intensivstation wieder auf.

Ich war am Leben!

16. KAPITEL

ZIVILCOURAGE

Mutig sein – aber wie?

Von Anna

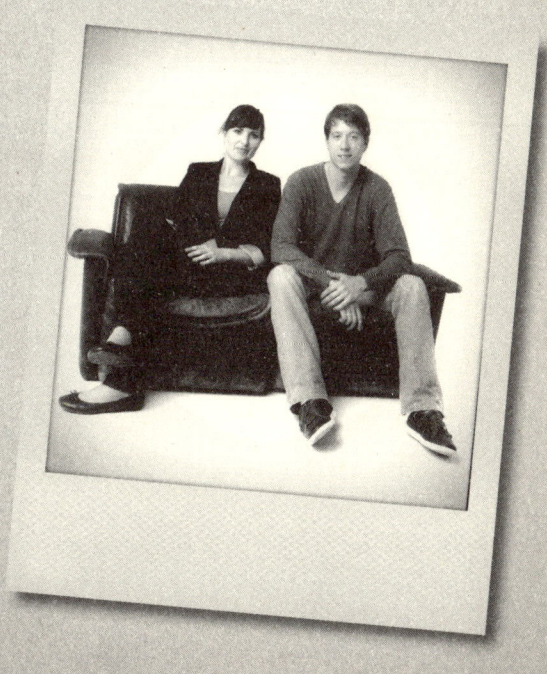

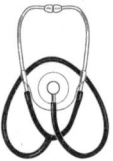

Wir beschäftigen uns in der Notaufnahme ja nicht nur mit allerhand Krankheiten und wie man sie behandelt, sondern auch damit, wie Menschen gesund werden und bleiben. Das beschreibt ziemlich genau das Berufsbild der Gesundheits- und Krankenpfleger.

Die Weltgesundheitsorganisation definiert Gesundheit als einen »Zustand des vollständigen körperlichen, geistigen und sozialen Wohlergehens und nicht nur als das Fehlen von Krankheit oder Gebrechen«, wie man auch auf Wikipedia nachlesen kann. Fest steht also, dass der Mensch nicht nur körperlich krank sein kann. Das erleben wir hier in der Notaufnahme immer wieder – so auch heute.

Es ist später Nachmittag. Bis jetzt verlief alles reibungslos, es gab keine besonderen Vorkommnisse. Die Patienten auf dem Flur warten geduldig und ohne viel Gemurre auf ihre Ergebnisse.

Juhu, endlich kann ich Pause machen! Ich verschwinde im Aufenthaltsraum, um mir mein Mittagessen aus der Tupperware in der Mikrowelle warm zu machen. Mmh, lecker, heute gibt es selbst gemachte Linsensuppe mit Würstchen. Mir läuft schon das Wasser im Mund zusammen. Wie damals als kleines Mädchen sitze ich vor der Mikrowelle, lausche wie in Trance dem lauten Summen und beobachte gespannt, wie sich der Teller dreht. Pling! Das Essen ist fertig.

Leider ist die Pause mal wieder viel zu kurz für eine ausgiebige Fressnarkose. Ich muss zurück zum Dienst, die Arbeit ruft.

Kaum betrete ich die Anmelde- und Arbeitsbeschaffungszentrale, werde ich auch schon von Tim gebeten, Dr. Frederick in den Behandlungsraum zu folgen. Er ist schon vorgegangen.

Na gut, denke ich mir. Lust habe ich zwar nicht so richtig, ich wollte eigentlich noch einen Kaffee trinken, aber wenn Dr. Frederick Hilfe braucht, bitte. Es hat schließlich auch seinen Vorteil, wenn ich bei der Behandlung dabei bin. So kann ich mir den Arzt danach schnappen und kurz mit ihm vor die Tür gehen, um einen Kaffee zu trinken und zu plaudern.

Also, auf zum Behandlungsraum, meine Vorfreude wächst. Leise öffne ich die Tür, nur einen kleinen Spalt, da höre ich die Patientin schon. Ich verharre in dieser Position und lausche erst einmal.

Die Frau erzählt: »Es war schrecklich. Ich wusste nicht, wie ich es meinem Mann sagen soll. Aber ich konnte es ihm nicht länger verheimlichen. Irgendwann wird er es mitbekommen, dachte ich verzweifelt. Er merkt doch sicherlich, dass mein Bauch nicht runder wird. Ich konnte ihm einfach nicht mehr dabei zusehen, wie er seinen Kopf freudestrahlend auf meinen Bauch legte. Ich starrte immer panisch an die Decke. Das bekam er zum Glück nicht mit. Ich wusste, er würde sich ärgern über all die umsonst gekauften Babysachen, die ganze Ausstattung, die wir stolz von unserem hart verdienten Geld bezahlt hatten. Ich habe immer gehofft, irgendjemand könnte mir beistehen. Aber ich konnte es doch niemandem erzählen. Wenn es nur einer aus der Familie oder unserem Bekanntenkreis erfahren hätte, dann hätte es sich verbreitet wie ein Lauffeuer. Das war meine größte Angst.«

Dann herrscht Stille im Behandlungsraum. Ich nutze diesen Moment und wage mich hinein. Dr. Frederick bemerkt mich. Er lächelt mich an, seine Augen strahlen. Dabei bekommt er immer diese süßen Grübchen.

»Oh, hallo Anna!«Er scheint erleichtert zu sein, dass ich da bin. Ist er froh, mich zu sehen, oder nur darüber, dass nun endlich eine zweite Frau im Behandlungsraum anwesend ist? So nach dem Motto »Von Frau zu Frau redet es sich besser«. Egal.

Frau L. schaut mich im ersten Moment etwas verwundert an. Sie ist circa 40 Jahre alt.

Oje, ich glaube, ich habe es vermasselt. Na toll, nun wird sie uns gar nichts mehr erzählen. Aber nein, Frau L. spricht weiter.

»Ich mache mir riesige Vorwürfe. Ich habe unser Kind verloren, das wir so sehr wollten. Sogar einen wunderschönen Namen hatten wir schon ausgesucht. Nächtelang hatte ich mir den Kopf zerbrochen, wie es denn heißen soll. Ich hatte mir die Bedeutung der Namen bewusst gemacht, sie immer wieder laut ausgesprochen, um mir ihren Klang einzuprägen, bis ich endlich den richtigen hatte – ein schöner Name für einen Sohn. Mein Mann fand ihn auch ganz toll. Er war total begeistert, weil er sich doch so sehr einen Jungen gewünscht hatte – nach unseren vier Töchtern. Ein Junge, mit dem könne man seiner Meinung nach endlich richtig Fußball spielen gehen.«

Eine dicke Träne kullert über ihre linke Wange. Ihre Augen sehen unglaublich traurig aus. Fassungslos höre ich ihr weiter zu.

»Es war heute Mittag. Wir saßen gemütlich im Wohnzimmer und schauten fern. Unsere Töchter waren in ihren Zimmern und spielten. Als mein Mann mir über den Bauch streicheln wollte, zuckte ich zusammen. Er wunderte sich und wollte wissen, was los sei. Ich traute mich nicht, ihn anzuschauen. Stattdessen blickte ich verlegen zur Tür, auf der Suche nach einem Fluchtweg. Unerwartet packte mein Mann mich am Kinn, weil ich ihm nicht sofort geantwortet hatte. Ich sollte ihm auf der Stelle erzählen, was los sei. Dann schrie er mich an und beschimpfte mich als Kindsmörderin. Ich zitterte am ganzen Leib, die Angst schnürte mir die Kehle zu.«

Ich bin erschüttert – und Dr. Frederick auch, das sehe ich ihm an. Frau L. bekommt eine Infusion mit Schmerzmitteln. Sie hat starke Schmerzen an den Armen und im Gesicht. Mit zitternder Stimme erzählt sie weiter.

Sie konnte sich losreißen und in ein Zimmer der Töchter flüchten. Dort schloss sie sich ein und rief verzweifelt die Polizei. Ihr wütender Mann versuchte, die Tür einzutreten; es gelang ihm aber nicht. Immer wieder schrie sie: »Die Polizei wird kommen!« Sie hatte enorme Angst; der Gedanke an den tobenden Ehemann auf der anderen Seite der Tür ließ ihr Herz wie wild schlagen.

Tränenüberströmt schnappte sie sich ihre Töchter und verzog sich mit ihnen in die hinterste Ecke des Zimmers auf eine Matratze. Der schreiende Vater und das bitterliche Schluchzen ihrer Mutter machten den Kindern Angst. Sie schrien und weinten ebenfalls. Daraufhin schloss Frau L. ihre Töchter fest in die Arme und redete sich ein, dass es bald vorbei sei. Kurze Zeit später traf dann auch die Polizei ein. Da war ihr Mann aber nicht mehr in der Wohnung.

»Wo sind meine Kinder?«, fragt sie aufgeregt.

Dr. Frederick scheint die Frage überhört zu haben.

»Wollen Sie Anzeige erstatten?«, fragt er die Patientin.

»Wo sind meine Kinder?«, wiederholt sie ihre Frage, diesmal eindringlicher.

»Frau L., Ihre Kinder sind erst einmal bei der Polizei. Es geht ihnen gut. Sie sind momentan sehr durcheinander. Sie werden Ihre Kinder wiedersehen, sobald es Ihnen besser geht«, sagt Dr. Frederick beruhigend.

Wir bringen Frau L. in ein Zimmer, wo sie ungestört mit der Polizei reden kann. Sie erstattet Anzeige. Ihr Mann hat Hausverbot in der Notaufnahme und darf nicht zu ihr gelassen werden. Damit soll vermieden werden, dass er sie zu einer Falschaussage zwingt.

Kurze Zeit später nehme ich mir die nächste Patientenakte aus der Anmelde- und Arbeitsbeschaffungszentrale. Ich gehe durch die automatische Tür, die sich nur von innen öffnen lässt, auf den Flur, um den Patienten hereinzubitten. Gerade als ich zurückgehen will und die Tür sich schließt, stellt ein kräftiger Mann seinen Fuß dazwischen. Er flucht.

»Lass mich rein! Wo ist meine Frau? Ich will sie sehen!«

»Bleiben Sie bitte draußen, Sie haben hier keinen Zutritt!«

Ich richte mich kerzengerade auf. Allerdings bin ich eher schlank – ob das also ausreicht, um Eindruck zu schinden, bezweifle ich stark. Trotzdem stelle ich mich breitbeinig vor die Tür, wie eine Schutzmauer, an der er erst vorbei muss. Er ist einen Kopf kleiner als ich.

Der Mann tritt mit voller Wucht gegen die Tür. Die knallt mir entgegen und haut mich aus den Latschen. Noch im Umfallen sehe ich aus dem Augenwinkel, wie der Eindringling schnurstracks den Flur entlangläuft. Dabei flucht er wieder laut und reißt alles voller Wut um. In dem Moment ahne ich, dass er der Mann von Frau L. ist.

Ich will gerade wieder aufstehen, da packt mich jemand von hinten.

Tim hilft mir hoch und sagt: »Mensch, Anna, ganz schön gefährlich, was du da machst!«

Das wird mir in dem Moment auch bewusst. Der Eindringling dreht eine Runde über den Flur und kommt dann wie ein aggressives Tier mit gefletschten Zähnen auf uns zu.

»Wo ist meine Frau? Ich will sie sehen. Ihr habt kein Recht, mich davon abzuhalten«, sagt er und spuckt mir ins Gesicht. Bäh, wie eklig! Gleich vergesse ich mich auch. Zorn steigt in mir hoch. Bobby kommt hinzugeeilt. Er versucht, die Situation zu entschärfen.

»Beruhigen Sie sich bitte! Wenn der Vorfall mit Ihrer Frau geklärt ist, wird entschieden, ob Sie zu ihr dürfen. Bitte warten Sie draußen, damit wir weiterarbeiten können. Es sind auch noch andere Patienten hier, die Hilfe benötigen«, sagt er.

Der Eindringling dreht sich zu mir. Offenbar hat er es auf mich abgesehen.

»Du Schlampe! Was für ein Vorfall? Warum wolltest du mich nicht reinlassen? Nix muss geklärt werden! Das ist eine Sache zwischen mir und meiner Frau!«, schreit er, während sein Gesicht nur ein paar Zentimeter von meinem entfernt ist.

Ich kann seinen Atem spüren. Er stinkt fürchterlich aus dem Mund, nach Zigaretten und Bier. Vor Wut hat er Schaum vor dem Mund. In seinen Augen sehe ich puren Hass.

Ich bekomme Angst und gehe ein paar Schritte zurück. Zum Glück stellt sich Bobby zwischen uns. Er will den wütenden Mann zur Seite nehmen, mit ihm eine rauchen gehen, allein mit ihm reden.

Aber der will sich nicht beruhigen und auch mit niemandem reden. Um uns herum bildet sich eine Menschentraube aus Ärzten, Pflegekräften, Feuerwehrmännern und Leuten vom Patientenbegleitservice. Sie alle wollen uns helfen; sogar ein Patient stellt sich schützend vor mich – wie mutig! Denn wir sind uns nicht sicher, wie weit der Mann gehen wird.

Das Adrenalin bringt mein Herz zum Rasen. Tim hat schon die Polizei alarmiert und droht dem Eindringling mit Verhaftung, wenn er sich nicht sofort ruhig verhält. Ich habe eher das Bedürfnis, ihm eine Beruhigungsspritze in den Muskel zu rammen. Nur geht das eben nicht.

Der Mann attackiert Bobby, verfehlt aber sein Gesicht um wenige Zentimeter. Dann zählt Bobby bis drei und alle scheinen zu ahnen, was er damit meint. Wir stürzen uns auf den wütenden Mann und drücken ihn mit vereinten Kräften zu Boden.

»So nicht, auch das Hausrecht unserer Notaufnahme muss respektiert werden! In einer fremden Wohnung würden Sie sich ja auch nicht so benehmen, oder?«, wirft Bobby ihm an den Kopf.

Einen Moment später kommen auch die Polizisten, die Frau L. befragt haben, zurück in die Notaufnahme. Der Mann wird sofort verhaftet und in Handschellen abgeführt. Die Frau bleibt im Krankenhaus. Die Seelsorge kümmert sich weiter um sie. Sie hat noch einiges auf dem Herzen.

17. KAPITEL

GELBES MEER

Einer geht noch

Von Tim

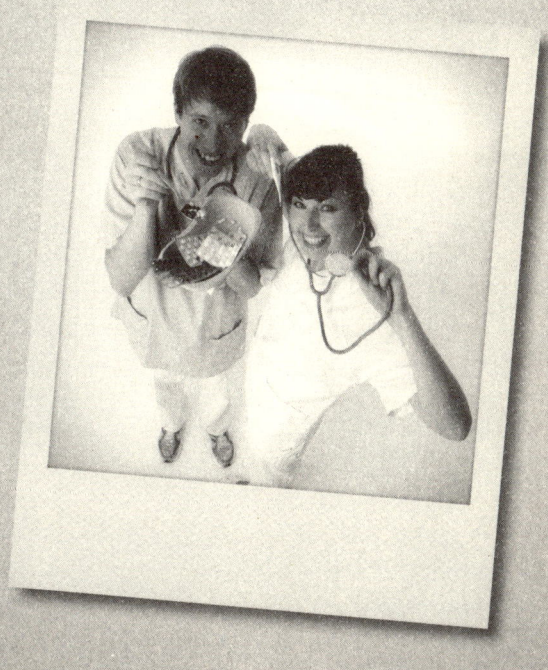

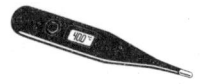

Oje, Frühdienst am Sonntag, ich freue mich wie immer riesig. Der Oberpfleger lässt mich den halben Tag über schuften. Dabei könnte ich zu Hause im warmen, kuscheligen Bett liegen und mich meinen Träumen hingeben. Außerdem fällt es mir verdammt schwer, mich zu bewegen. Aua!

Dieser verdammte Hexenschuss macht mich wahnsinnig. Ich klappe die Decke zur Seite und beim Strecken meiner Arme und Beine bemerke ich einen ziemlich heftigen Schmerz im Rücken, genau links der Lendenwirbelsäule.

Gestern Abend vor dem Schlafengehen war der noch nicht so schlimm zu spüren. Also habe ich mir nichts dabei gedacht und bin ins Bett gegangen. Ich redete mir ein, das gehe schon wieder vorbei – so wie bei den meisten Dingen im Leben. Man meint immer, einen sofortigen Neustart ausführen zu können. Doch viele Dinge, und darunter fällt auch seelischer Schmerz, lassen sich nur schwer mit einem Neustart beseitigen. Eher ist es anders: Erst die Zeit heilt viele Wunden!

Was tut man nicht alles für eine Schmerztablette! Diese befindet sich aber in der Küche; vom Schlafzimmer quer über den Flur dürften das circa zehn Meter sein. Das scheint mir eine lösbare Aufgabe zu sein.

Erst einmal setze ich mich auf die Bettkante, dann überlege ich mir, wie ich aufstehen kann. Die riesige Schmerztablette zieht mich magisch in ihren Bann. Prall gefüllt wie ein Zeppelin schwebt sie leicht und majestätisch in der Luft und bewegt sich langsam in Richtung Küche.

»Warte!«, rufe ich ihr fordernd hinterher.

Ich muss hoch. Nur wie? Ich hole tief Luft und halte den Atem an. Mit einer Drehbewegung klappt es dann, ich schraube mich sozusagen aus dem Bett. Barfuß und nur bekleidet mit einem Unterhemd und Boxershorts, vergleiche ich mich mit Bruce Willis. Auch wenn fast nichts mehr geht, Mr Willis zieht es durch. Ich eifere dem Helden meiner Jugend nach – also auf zur Küche!

Circa 20 Minuten nachdem ich die Schmerztablette genommen habe, macht sich eine Linderung der Symptome bemerkbar. Vielleicht sollte ich in Zukunft einfach mal wieder ein paar rückenkräftigende Übungen absolvieren. Mein innerer Schweinehund ist momentan eben viel sportlicher als ich.

Immerhin kann ich das Frühstück nun in einer halbwegs angenehmen Position einnehmen. Ziemlich zerknirscht hatte ich mich bei Ankunft in der Küche auf dem Hocker niedergelassen und stand erst auf, als die Schmerztablette eine erste Wirkung zeigte. Tja, da habe ich die Hexe wohl mit einem Schuss erledigt.

Gesättigt, halbwegs schmerzfrei und geduscht kann ich mich nun auf den Weg zur Arbeit machen. Warum ich so blöd bin und nicht lieber zu Hause bleibe, frage ich mich auch gerade. Wahrscheinlich ist es mein schlechtes Gewissen, denn so auf die Schnelle einen Ersatz zu finden ist nicht immer leicht. Am Ende findet sich vielleicht niemand und dann stehen meine Kollegen noch mit einer Pflegekraft zu wenig da. Das wäre echt unfair.

Im Laufe des Tages bereue ich allerdings meine Entscheidung, zur Arbeit zu gehen.

»Mensch, Herr S., nun lassen Sie doch mal das Ding in der Hose und gehen auf die Toilette. Sie können doch nicht, wie es

Ihnen passt, in alle Ecken pinkeln. Wer macht das denn wieder sauber?«

»Na, isch bestimmt nisch, du Vollidot! Isch pissä, wo'sch will. Isch geh jetz na' Haus. Lass ma in Ruhe, du Schpasti!«

»Aufpassen! Sie rutschen in Ihrem Urin aus.«

Der läuft sowieso schon unaufhörlich an seinen Beinen hinunter und sammelt sich in den ausgelatschten Sportschuhen. Dann ist es geschehen, ich kann ihn gerade noch am Arm festhalten. Kraftlos sinkt er in sich zusammen wie ein nasser Sack und zieht mich mit in den Abgrund.

Mein Rücken ist nicht aus Gummi. Vielen Dank, jetzt ist der reißende Schmerz von heute Morgen wieder da und lässt mich aufjaulen. Ich kann mich kaum bewegen.

Der Typ, noch ein Teenie, liegt nun am Boden – mittendrin statt nur dabei. »Atzenking«, so steht es auf seinem T-Shirt, ist total durchnässt, mit Blut beschmiert und stinkt fürchterlich nach Alkohol. Die letzte Nacht im Club hat ihre Spuren hinterlassen.

Ich stehe mitten in der gelben Lache zwischen Teenie und Trage. Urin dringt in meine Schuhe, meine Zehen werden langsam nass. Vor Schmerz bin ich wie versteinert. Ich kann nicht fliehen und werde wütend, ziemlich wütend!

Herr S. hält meinen Arm mit seiner Pranke immer noch fest umklammert. Mein Arm ist nun also auch voller Urin. Das ist ein »tolles« Gefühl – ich vermute, dass sich der Urin einen Weg in meine Hautporen suchen wird. Hätte ich doch lieber Handschuhe angezogen, ich Blödmann. Aber wer konnte denn ahnen, dass der Patient plötzlich so austickt. Reflexartig schreie ich los und wedele dabei mit den Armen: »Lass los und verpiss dich! Verdammt noch mal, mein Rücken tut höllisch weh.«

Wie passend: »Verpisst« hat er sich ja schon, es ist alles danebengegangen. Ich muss kurz grinsen. So etwas nennt man Situationskomik.

Während Herr S. sich immer noch an mir festhält, schaue ich auf seine halb offene Hose. Weil seine Gürtelschnalle kaputt ist, rutscht ihm die Hose immer wieder herunter.

Nun versucht er, Kraft zu finden. Es gelingt ihm aber nicht wirklich. Wie ein Fohlen direkt nach der Geburt steht er auf wackeligen Beinen da. Er rutscht immer wieder in seinem eigenen Urin aus und zieht mich mit herunter.

Es ist ein Wunder, dass ich noch stehe bei dieser widerlichen Hexe, die sich an meinen Rücken klammert, ihre Flinte immer wieder nachlädt und unaufhörlich schießt. Auch das ruppige Rütteln an meinem Arm ist ganz schön schmerzhaft und nimmt mir regelrecht den Atem.

Was würde Bruce Willis jetzt tun? Würde er eine Schmerztablette nehmen? Nee, die Wirkung setzt zu spät ein. Vielleicht erst einmal die Schuhe ausziehen? Nee, zu eklig, immerhin stehe ich mitten im gelben Meer. Nach Hilfe rufen? Mist, anscheinend sind alle beschäftigt! Aber Mr Willis macht das auch immer allein.

»Nun lassen Sie sich mal nicht so hängen und helfen Sie mir, Ihren Körper auf die Trage zu wuchten! Das kann ja wohl nicht wahr sein.«

Meine Geduld schwindet langsam und ich werde wütend. Vor lauter Anstrengung läuft mir der Schweiß den Rücken hinunter. Es reicht, Augen zu und durch!

Ich erinnere mich an die riesige schwebende Schmerztablette von heute Morgen. Leicht wie eine Feder hängt sie nun über dem Kopf des Patienten und grinst mich an. Ich denke daran, wie ich es trotz meiner starken Schmerzen bis in die Küche schaffte. Diese positive Erfahrung wende ich jetzt einfach auf die aktuelle Situation an.

Und siehe da, beherzt packe ich den Gürtel des Patienten und will ihn vom Boden hochziehen, um ihn mit einer immer stärker werdenden Schaukelbewegung in einem finalen Schwung auf die Trage zu setzen. Aber das Theater geht weiter. Herr S. versteht meine Schaukelbewegung als Angriff und geht auf Konfrontationskurs. Er wird immer aggressiver und reißt sich von meinem Arm los.

»Komm'er, du Schpasti, isch polier dir die Fresse!«

Wie ein Kirmesboxer schlägt er seine geballten Fäuste in alle Himmelsrichtungen. Für ihn gibt es nur ein Ziel: die »Spastifresse«. Zum Glück trifft er mich nicht.

»So, mein Lieber, jetzt hat Spasti genug geholfen. Ich habe wegen dir schon wieder diese Rückenschmerzen, verdammt noch mal!«, rufe ich laut.

Herr S. gibt kurz Ruhe und schaut mich verdutzt an. Hoffnung keimt in mir auf. Doch nach einigen Sekunden geht es schon weiter. Seine Fäuste suchen immer noch die »Spastifresse«.

»Beruhigen Sie sich, dann können wir weitermachen. Sie sind total betrunken. Legen Sie sich bitte auf die Trage, dann können Sie Ihren Rausch ausschlafen. Sie bekommen eine Urinflasche von uns. In Ihrem Zustand ist es nicht möglich, mit Ihnen auf die Toilette zu gehen«, sage ich in einem ruhigeren Ton.

»Halts Maul! Isch brauch keine Hülfe.«

Ich glaube, Herr S. sieht mich doppelt. Er schaut immer an mir vorbei und spricht mit dem Kotztütenhalter an der Wand.

Alle anderen Patienten um uns herum amüsieren sich, sind aber auch fassungslos, wie sich die Jugend so dermaßen besaufen kann. Die meisten von ihnen schütteln mit dem Kopf und Verständnis für unsere anstrengende Arbeit kommt auf. Außerdem lenkt das Schauspiel sie von der langweiligen Wartezeit ab und lässt den ein oder anderen vielleicht auch sein eigenes Leid für einen kurzen Moment vergessen. Aber warum hilft mir niemand? Hört die Zivilcourage beim Betreten eines Krankenhauses auf? Gibt man an der Pforte seine soziale Verantwortung ab?

Die schwebende Schmerztablette dreht jetzt ihre Kreise um meinen Kopf herum. Ich versuche, weiterhin die Contenance zu wahren, was mir verdammt schwerfällt.

»Herr S., wollen Sie etwa auf dem Boden in Ihrem Urin schlafen? Seien Sie doch bitte vernünftig und lassen Sie sich helfen. Sie können dann Ihre nasse Kleidung ausziehen, sich frisch machen und bekommen eine Decke von uns.«

Hallelujah, aus dem Augenwinkel sehe ich den Herrn vom Sicherheitsdienst. Endlich ist er zurück. Wo war er bloß? Ach ja, er hat wahrscheinlich gerade seine Runde über das Krankenhausgelände gedreht.

Ich stapfe aus dem gelben Meer und entscheide mich dafür, zuerst die Internistin Frau Dr. Stumpf zu holen. Das passt ganz gut, ist es doch auch der kürzeste Weg. Das Ganze spielt sich nämlich vor den internistischen Behandlungsräumen ab.

Meine mit Urin getränkten Schuhsohlen hinterlassen eine Spur auf dem frisch gewienerten Boden. Der Herr vom Sicherheitsdienst wacht am Ufer des gelben Meeres darüber, dass der Teenie artig bleibt.

Nach einer flüchtigen Begutachtung des »Tatorts« entscheidet Frau Dr. Stumpf, gleich die Psychiaterin zu konsultieren. Kurze Zeit später kniet Señorita Morales neben der Urinlache, versucht, ein Gespräch auf Augenhöhe mit Herrn S. zu führen, und wird dabei angespuckt. Wieder schwingen seine geballten Fäuste durch die Luft. Jetzt versucht er, »Spastifresse zwei« zu treffen.

Während ich das Schauspiel aus sicherer Entfernung beobachte, mache ich mir so meine Gedanken. Die Situation hat etwas Groteskes.

Señorita Morales ist noch nicht lange als Psychiaterin bei uns im Krankenhaus tätig. Sie kommt aus Spanien und spricht nur gebrochen deutsch, vermischt mit diesem zuckersüßen Spanisch. Dazu kommt ihre temperamentvolle Art. Wenn ich mit ihr ein Gespräch in lockerer Atmosphäre, zum Beispiel bei einem Drink in einer Bar, führen würde, dann würde ich wahrscheinlich dahinschmelzen.

Aber Herr S. bemerkt so etwas nicht, er hat seinen Tiefpunkt erreicht. Er hat es mit dem Alkohol übertrieben und kriegt jetzt keinen Kurzen mehr hoch, geschweige denn, dass er fähig wäre zu einem spontanen Flirt. Aber er versteht die hübsche Señorita mit dem wallenden schwarzen Haar und den braunen Rehaugen eh nicht. Stattdessen fühlt er sich angegriffen und reagiert mit heftiger Gegenwehr.

Nach einer Stunde ist Schluss. Señorita Morales hat sich lange genug den Mund fusselig geredet, beleidigen lassen und ist sämtlichen Angriffsversuchen des Patienten ausgewichen.

Habe ich eigentlich schon erwähnt, dass sie so schöne volle Lippen hat? Aber ich schweife schon wieder ab. Zurück zur Geschichte.

»Fijación«, ruft Señorita Morales und hebt dabei die Arme wie zum Aufbruch in eine neue Welt.

Seefahrerromantik kommt auf, nur haben wir es hier leider mit dem gelben Meer zu tun und überqueren nicht den Atlantischen Ozean. »Fijación« heißt übersetzt wohl »Fixierung«, vermute ich mal.

Der Herr vom Sicherheitsdienst, Señorita Morales, Frau Dr. Stumpf und ich stehen mit Handschuhen und Plastikschürzen ausgestattet um den Patienten herum. Auch das Fixierbett ist vorbereitet. Die vier Feuerwehrmänner, die gerade zufällig einen anderen Patienten bringen, freuen sich, wie immer zur richtigen Zeit am richtigen Ort zu sein. Dieses blöde Helfersyndrom! Sie können aber auch nicht Nein sagen.

So kommt es, dass acht »Spastifressen« Herrn S. an Armen und Beinen mit Fixiergurten fesseln und ihn im hohen Bogen auf die Trage verfrachten. Der Arme weiß gar nicht mehr, wo oben und unten ist. Natürlich ist es eine blöde Situation für alle Beteiligten, doch das ist unser Job – zum Wohle der Gesundheit!

Damit Herr S. nicht weiter der Belustigung der Masse auf dem Flur dient, schiebe ich ihn in einen freien Behandlungsraum. Er wird entkleidet und in ein altbewährtes Krankenhaushemd gesteckt, bekommt eine Windel um und wird zugedeckt. Zusätzlich erhält er eine Infusion mit verschiedenen Elektrolyten wie zum Beispiel Natrium. Nach einem anstrengenden Befreiungsversuch mit viel Gezappel, noch mehr Gebrüll und Gespucke erkennt auch er die Ausweglosigkeit seiner Lage und schläft erschöpft ein.

Eigentlich sollen die Betrunkenen ihre Kopfschmerzen am nächsten Tag in vollem Ausmaß zu spüren bekommen. Deshalb geben wir ihnen in der Notaufnahme nicht so gern Infusionen. Außerdem ergreifen manche Patienten die Flucht, bevor wir den venösen Zugang entfernen können. Dann hat die Polizei das Vergnügen, sich auf die Suche nach den Flüchtigen zu machen. Doch irgendwie brachten wir es bei Herrn S. alle mal wieder nicht übers Herz.

Während der Teenie so vor sich hin schnarcht, kommen ein paar seiner Freunde in die Notaufnahme. Reuig geben sie Señorita Morales die Handynummer seines Vater, sodass wir ihm Bescheid geben können. Die Freunde plagte wohl auch das schlechte Gewissen, viele andere wären nicht in die Notaufnahme gekommen.

Ein paar Stunden später hat sich der entsetzte Vater eingefunden und möchte die Fesseln sofort entfernt haben. Ein schockierender Anblick sei es, der sich ihm da biete.

Gemeinsam stehen er, Señorita Morales und ich um das Patientenbett herum. Herr S. stellt inzwischen weder für sich noch für andere eine Gefahr mehr dar, also entfernen wir sofort die Arm- und Beinfesseln.

»Papa? Was machst du denn hier? Wo bin ich?«

Verwundert schaut der Teenie, die Decke vor Scham halb über sein Gesicht gezogen, von unten herauf abwechselnd in unsere Gesichter. Die Windel ist voll, der Kopf dröhnt und eine Dusche ist dringend notwendig.

»Mensch, Junge, wie peinlich! Ich hoffe, das ist dir eine Lehre«, sagt der Vater erbost und scheucht seinen Sohn vor das Waschbecken.

Herr S. gehorcht widerwillig. Eigentlich will er nicht tun, was sein Papa ihm befiehlt – typische Abwehrhaltung eines pubertierenden Jugendlichen. Doch was bleibt ihm anderes übrig, immerhin möchte er schnellstmöglich die überaus peinliche Windel loswerden und sich waschen.

Ich zeige ihm, wo er das kann. Auf dem Weg dorthin herrscht großes Schweigen. Lediglich ein leises »Sorry wegen der Rückenschmerzen« kommt Herrn S. über die Lippen. Er schämt sich in Grund und Boden. Wenigstens kann er sich an mich erinnern.

Während Herr S. sich wäscht, lässt sein Vater sich den Blutalkoholwert der letzten Nacht zeigen.

»2,1 Promille habe selbst ich in meiner Jugendzeit nicht geschafft«, sagt er zu Frau Dr. Stumpf und verdreht vorwurfsvoll die Augen.

Herr S. ist dankbar dafür, dass sein Vater ihm frische Kleidung mitgebracht hat. Mit gesenktem Kopf verlässt der 17-Jährige die Notaufnahme. Seine Freunde wollten nicht so lange warten. Sie waren allesamt müde und haben sich lieber zu Hause ins Bett gelegt. Gut so!

18. KAPITEL

FRAUENSACHE

Untersuchungen
unter der Gürtellinie

Von Anna

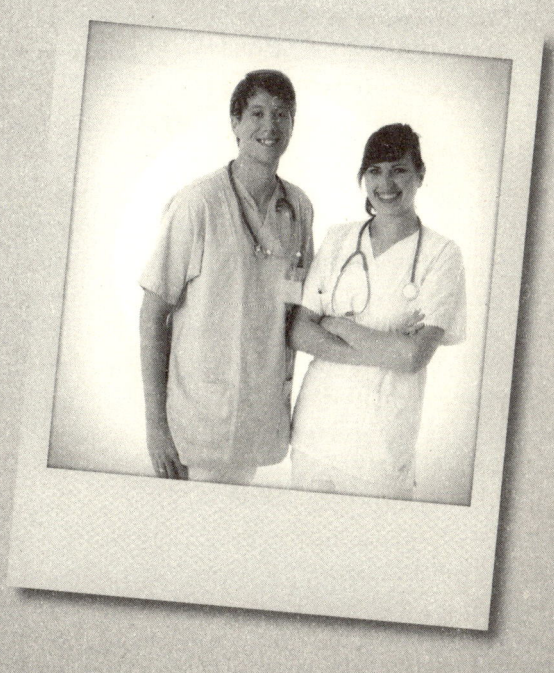

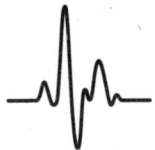

Es ist Frühling. Die ersten Sonnenstrahlen scheinen die Stimmung zu heben. Die Bäume werden wieder grün und Schmetterlinge flattern offenbar nicht nur in der Gegend herum, sondern auch in den Bäuchen einiger Leute. Die Gesichter werden freundlicher, Winterdepressionen sind endlich überwunden. Jetzt zieht es die Menschen wieder an die frische Luft und in die zahlreichen Cafés. Überall unterhält man sich angeregt miteinander.

Ich bin mit dem Fahrrad unterwegs – auf dem Weg zur Arbeit –, genieße die frische Luft, die in meine Lunge strömt, und lasse die vorbeifliegenden Szenen auf mich wirken. Es ist Sonntagvormittag und die meisten Menschen haben bei diesem herrlichen Wetter zum Glück mal das Auto stehen gelassen und sind zu Fuß unterwegs. Obwohl ich zum Spätdienst muss, habe ich gute Laune. Natürlich würde ich lieber mit meinen Freunden brunchen gehen, aber Schichtdienst bedeutet eben auch manchmal Verzicht auf spontane Treffen. Heute lasse ich mir nicht die Stimmung verderben, denn der Sommer steht vor der Tür.

Noch 40 Minuten bis Schichtbeginn, das verrät mir ein Blick auf meine Armbanduhr. Ich habe also noch genug Zeit, um mir in der Nähe des Krankenhauses einen Latte macchiato zu gönnen.

Im Café begrüßt mich die etwas zu kurz geratene Bedienung mit einem freudigen Strahlen. Sie kann kaum über die Theke gucken. Ich bestelle meinen Kaffee, sie bringt ihn und wünscht mir noch einen schönen Tag, ich bedanke mich knapp, nehme den Becher und suche mir einen freien Platz an einem Stehtisch. Oh Mann, heute scheinen wirklich alle gut drauf zu sein. Ich hoffe nur, das geht auf Arbeit so weiter.

Durch die große Fensterscheibe kann ich die Menschen draußen beobachten. Aber nicht nur das: Ich kann auch sehen, wer im Krankenhaus ein und aus geht.

Tatütata – bereits das dritte Feuerwehrauto fährt am Café vorbei, schnurstracks in Richtung Notaufnahme. Mein Latte macchiato ist noch nicht mal halb leer und ich habe schon so viel Trubel mitbekommen. Oje, das lässt eine volle Notaufnahme vermuten. Meine Mundwinkel gehen unwillkürlich ein paar Millimeter nach unten.

Aber es hilft ja alles nichts, die Kollegen warten wahrscheinlich schon sehnsüchtig auf ihre Ablösung. Ein Blick auf meine Armbanduhr verrät mir, dass es Zeit ist zu gehen. Ich trinke den letzten Schluck meines leckeren Latte macchiato, verlasse das Café und bereite mich mental auf meine Schicht vor.

Ein paar Meter Fußweg bleiben mir immerhin noch, um nachzudenken und von den Dingen zu träumen, die ich das nächste Mal in meiner Freizeit anstellen werde. Ich schiebe mein Fahrrad, denn so kann ich die warmen Sonnenstrahlen noch ein wenig länger genießen. In der Notaufnahme werde ich damit wohl kaum in Berührung kommen und wenn ich sie nach Feierabend wieder verlasse, ist es bereits dunkel.

Es ist kurz vor Schichtbeginn, ich bin allein in der Umkleidekabine. Meine Kollegen sind bestimmt schon alle da. Schnell schlüpfe ich in meine Arbeitskleidung und gehe zum Aufenthaltsraum. Auch die meisten anderen sind heute gut drauf, ich werde überwiegend mit freundlichen Gesichtern begrüßt. Das find ich super, da ist man gleich viel motivierter, den Tag mit Arbeit zu verbringen. Was ein paar Sonnenstrahlen nach einem langen Winter so alles bewirken können, unglaublich!

Nach einem kurzen Gespräch über dieses und jenes teilen wir uns in die verschiedenen Arbeitsbereiche ein. Dann verlassen wir den Aufenthaltsraum und jeder nimmt Kurs auf seine Abteilung. Aus der Ferne winkt mir schon die Gynäkologin, Frau Dr. Kowalski, zu und ruft: »Anna, Mäuschen, ich brauche gleich mal deine Hilfe!«

So ist das in der Notaufnahme: Kaum ist man da, geht es auch schon los.

Ich lächele freundlich und antworte: »Gut, ich höre mir nur noch schnell die Übergabe an, dann habe ich Zeit für dich. In Ordnung?«

Sie ist einverstanden und verschwindet wieder in ihrem Behandlungsraum. Ich gehe zur Übergabe. Im Frühdienst gab es keine besonderen Vorkommnisse und so fällt sie recht kurz aus. Zu jedem anwesenden Patienten gibt es eine knappe Erklärung und das war's. Ich mache mich auf den Weg in den gynäkologischen Behandlungsraum.

Frau Dr. Kowalski und ich mögen uns, wir arbeiten gern zusammen. Sie ist Polin und spricht gut deutsch, hat aber immer noch einen Akzent. Obwohl sie auf die 60 zugeht, scheint sie noch nicht müde zu sein von ihrem recht stressigen Leben. Sie ist so herzerwärmend freundlich, ein von Grund auf gutmütiger Mensch. Eine ihrer vier Töchter müsste in meinem Alter sein, wie ich das mal mitbekommen habe. Vielleicht nennt sie mich deshalb meist Mäuschen. Ab und zu sagt sie: »Schau her, Mäuschen, ich erkläre dir das mal genauer ...«

Bestimmt lerne ich heute wieder etwas Spannendes. Von Frau Dr. Kowalski lasse ich mir gern komplizierte Dinge erklären.

Voller Vorfreude betrete ich den gynäkologischen Behandlungs-raum.

Eine junge Frau, circa 20 Jahre alt, sitzt Frau Dr. Kowalski gegenüber. Ich begrüße die beiden lediglich mit einem freund-lichen Nicken, um ihr Gespräch nicht zu unterbrechen. Dann stelle ich mich neben das Waschbecken und lausche.

Die Gynäkologin erhebt eine Anamnese, indem sie zum Bei-spiel allgemeine Fragen zu früheren Erkrankungen stellt. Die junge Frau gibt an, »da unten« ein Fremdkörpergefühl zu haben, und fragt, ob die Frau Doktor nicht mal nachschauen könnte.

Das hat Frau Dr. Kowalski natürlich vor, doch zuerst gilt es herauszufinden, woran dieses Fremdkörpergefühl »da unten« liegen könnte. Die junge Frau druckst herum. Sie kann es sich angeblich selbst nicht erklären.

»Gut, meine Liebe, dann werde ich Sie jetzt untersuchen. Machen Sie sich bitte frei! Anna, bist du so nett?«, sagt die Ärztin und dreht sich zum Computer, um ein paar Dinge auf-zuschreiben.

Währenddessen bitte ich die junge Frau in die Umkleide-kabine in der Mitte des Behandlungsraums. Eigentlich ist es nur ein Stoffvorhang, der von der Decke hängt, aber wenn man ihn zuzieht, bildet er eine Art kreisrunde Kammer. Darin steht ein Plastikstuhl, den man leicht desinfizieren kann.

Die junge Frau braucht nicht lange zum Ausziehen. Sie klettert folgsam, aber umständlich auf den gynäkologischen Stuhl.

Frau Dr. Kowalski dreht sich vom Computer weg und zieht sich ein Paar Handschuhe an. Dann schnappt sie sich ein Scheidenspekulum und beginnt mit der Untersuchung. Die Patientin zuckt kurz zusammen, als die Gynäkologin das Spekulum einsetzt. Kein Wunder, diese Dinger sind nicht gerade angenehm warm.

Während der Untersuchung starrt die junge Frau die Ärztin mit vorgerecktem Kopf gespannt an.

»Und, sehen Sie was?«, möchte sie wissen.

Frau Dr. Kowalski wirft mir einen fragenden Blick zu. Ich kann auch nichts erkennen und zucke mit den Schultern.

Sie atmet kurz durch und sagt dann: »Meine Liebe, ich habe nichts gefunden. Sie scheinen völlig gesund zu sein.«

Ungläubig schaut die junge Frau uns beide abwechselnd an.

»Da war ganz sicher nichts, Frau Doktor?«, fragt sie.

Merkwürdig, denke ich und blicke zu Frau Dr. Kowalski. Warum diese konkrete Nachfrage? Die Ärztin hakt nach: »Meine Liebe, hätte ich denn etwas finden sollen?«

Aber die Patientin antwortet nur kurz angebunden: »Nein, nein. Alles in Ordnung.«

Frau Dr. Kowalski schaut auf den Boden und denkt nach. Dann atmet sie noch einmal durch, zieht sich die Handschuhe aus und legt das Scheidenspekulum in den Sterilgutcontainer.

Ich stehe neben ihr und bin etwas verdutzt. Wie, das war's?

Mit einem freundlichen Lächeln weist die Ärztin wortlos in Richtung Umkleidekabine: Die junge Frau soll sich wieder anziehen. Sie klettert etwas unbeholfen vom Stuhl. Ich helfe ihr dabei. Dann schlurft sie die paar Meter durch den Behandlungsraum und zieht den Stoffvorhang hinter sich zu.

Ich schaue Frau Dr. Kowalski an. Ihr fragender Blick zeigt mir, dass sie auch nicht so richtig weiß, was die Patientin von ihr erwartet hat. Diese scheint hinter dem Vorhang plötzlich Mut zu fassen.

Sie ruft: »Hallo?!«

»Ja, wir hören«, antworte ich.

»Wissen Sie, es ist mir etwas peinlich. Ich wollte nur wissen, ob ich noch ein Stück Kondom da unten drin habe, denn wenn mein Freund das findet, gibt es tierischen Ärger.«

Frau Dr. Kowalski und ich sehen uns erstaunt an. Ich kann mir ein schelmisches Lächeln nicht verkneifen. Zum Glück sieht die Patientin das hinter dem Vorhang nicht. Es steht uns nicht zu, ihr moralische Vorträge zu halten, also antwortet die Ärztin nur mit einem kurzen »Aha!«. Aus der Umkleidekabine ist daraufhin nichts mehr zu hören.

Nun setzt sich Frau Dr. Kowalski an den Computer und tippt die Befunde ein – oder besser gesagt: Sie gibt an, nichts gefunden zu haben. Die Patientin ist gesund.

Die junge Frau schiebt den Vorhang zur Seite und kommt mit geröteten Wangen aus ihrem Versteck heraus. Wortlos setzt sie sich auf einen Stuhl und wartet, bis die Gynäkologin den Arztbrief zu Ende getippt hat. Anschließend druckt diese ihn aus und überreicht ihn der Patientin mit einem Lächeln.

»Alles Gute, meine Liebe!«, sagt Frau Dr. Kowalski.

»Danke schön!«, antwortet die junge Frau, lächelt peinlich berührt, verabschiedet sich und verlässt den Behandlungsraum.

Wir gönnen uns einen kurzen Plausch. Frau Dr. Kowalski erzählt mir von ihren Töchtern und erwähnt, wie viel Ähnlichkeit ich doch mit ihnen habe. Dabei nennt sie mich immer wieder Mäuschen.

Dann steht schon die nächste Patientin vor der Tür. Sie wird mit einem Lächeln und einer einladenden Geste in Richtung Stuhl ins Zimmer gebeten. Auch sie ist noch recht jung, etwa 30 Jahre alt. Auf hohen Absätzen stöckelt sie in den Behandlungsraum. Sie hat sich großzügig mit Parfum eingesprüht. Routinemäßig nimmt sie sofort neben Frau Dr. Kowalski Platz. Die fragt, was wir für sie tun können.

Ohne große Umschweife kommt die Patientin gleich auf den Punkt: Ihr Freund habe sie auf einen unangenehmen Geruch im Intimbereich aufmerksam gemacht, das möchte sie jetzt mal kontrollieren lassen.

Wie die Frau vor ihr wird sie zuerst in die Umkleidekabine und dann auf den gynäkologischen Stuhl gebeten. Frau Dr. Kowalski untersucht sie. Die Quelle des unangenehmen Geruches ist schnell ausgemacht.

»Meine Liebe, wann hatten Sie zum letzten Mal Ihre Periode?«, fragt die Ärztin.

Die Patientin überlegt kurz und antwortet dann zögernd: »Am Dienstag war der letzte Tag – also vor fünf Tagen.«

»Ah ja«, meint die Ärztin nachdenklich und zieht mithilfe einer kleinen Zange einen Tampon von weit hinten aus der Scheide hervor. »Meine Liebe, schauen Sie mal, den scheinen Sie vergessen zu haben!«, sagt sie, während der Tampon an der kleinen Zange baumelt.

Im Behandlungsraum breitet sich tatsächlich ein unangenehmer Geruch aus. Angeekelt dreht die Patientin den Kopf zur Seite und will ihre Beine sofort schließen. Das ist aber auf dem gynäkologischen Stuhl nicht möglich.

Der Tampon wird direkt in den verschließbaren Mülleimer entsorgt. Frau Dr. Kowalski weist die junge Frau eindringlich darauf hin, sorgfältig darauf zu achten, dass so etwas nicht noch einmal passiert, und dann darf die Patientin endlich nach Hause stöckeln. Meine Hilfe wird nun auch nicht mehr benötigt.

»Danke, Mäuschen!«, verabschiedet sich die Ärztin, als ich den Behandlungsraum verlasse.

Ich gehe zurück zur Anmelde- und Arbeitsbeschaffungszentrale. Eine ältere Kollegin fragt mich, worum es ging. Ich erzähle ihr von der Sorge der Patientin wegen des unangenehmen Geruchs.

Die Kollegin meint nur: »Mensch, die jungen Dinger sind so hilflos! Die gucken doch sonst immer alles im Internet nach.« Dann öffnet sie auf dem Computer die Seite einer Suchmaschine und tippt ein: »Tampon verschwunden«. Und tatsächlich finden wir viele Tipps. Es gibt anatomische Abbildungen, die belegen, dass ein Tampon normalerweise da bleibt, wo er ist, eine Anleitung zum Einsatz der Beckenbodenmuskulatur und unzählige Foren mit Erfahrungsberichten.

Meiner Kollegin fällt prompt eine Geschichte dazu ein: Einmal bekam sie während ihrer Schicht einen Anruf. Eine aufgeregte Frau war am Telefon. Ihr Tampon sei verschwunden und sie habe Angst, dass er in ihren Bauch wandern würde. Sie wollte wissen, wie sie ihn da wieder rausbekommt und ob sie in die Notaufnahme müsse. Das wollte sie aber nicht. Sie hatte Angst, gleich operiert zu werden.

Die Kollegin versuchte, sie am Telefon zu beruhigen. Sie sagte, dass bei gesunden Frauen der Tampon im Normalfall nicht auf Wanderschaft geht und dass er wahrscheinlich immer noch dort war, wo er sein sollte. Dann versuchte sie, der Frau zu erklären, wie sie ihre Beckenbodenmuskulatur einsetzen könnte, um den Tampon herauszupressen. Sie versicherte ihr, dass sie hier in der Notaufnahme Unterstützung erhalte, falls sie es nicht selbst schaffen sollte, und dass eine Operation sicherlich nicht nötig sein werde. Die Frau antwortete, sie werde es mal versuchen und wenn es nicht klappe, würde sie vielleicht vorbeikommen. Meine Kollegin hörte nie wieder etwas von ihr.

Ich schüttele verwundert den Kopf. Leider bleibt mir keine Zeit mehr, mich weiter mit der Kollegin zu unterhalten, denn ich habe schon eine neue Aufgabe: Auf dem Flur wartet ein Patient mit voller Blase. Er könne es bald nicht mehr halten, ruft er uns zu …

»NÖ, DU STÖRST NICHT ...«

ERHEITERNDE ANEKDOTEN
ÜBER DIE UNBELIEBTESTEN BAHNREISENDEN DER NATION

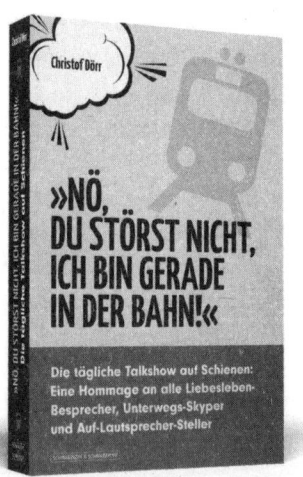

»NÖ, DU STÖRST NICHT, ICH BIN GERADE IN DER BAHN!«
DIE TÄGLICHE TALKSHOW AUF SCHIENEN ...
Von Christof Dörr
240 Seiten Seiten, Taschenbuch
Mit Illustrationenvon Jana Moskito
ISBN 978-3-86265-215-0 | Preis 9,95 €

Auf den Schienen der Nation wimmelt es nur so von penetranten Liebesleben-Besprechern, unbelehrbaren Unterwegs-Skypern und beharrlichen Auf-Lautsprecher-Stellern. Christof Dörr hat Mäuschen gespielt und die lustigsten Diskussionen seiner Mitreisenden aufgeschrieben.

Denn der Autor weiß: Ist der erste Anflug von Fremdschämen überwunden, können die aufdringlichen Zeitgenossen eine Bahnfahrt ungemein unterhaltsam gestalten. Sei es die gezockte Kreditkarte von der Mama oder die Geschmacksintensität grüner M&Ms – nichts ist diesen Menschen zu privat, um es unüberhörbar zu besprechen.

Das Buch ist eine Sammlung humorvoller und eigentlich vollkommen privater Bahngespräche und eine augenzwinkernde Aufforderung zum hemmungslosen Echauffieren über die Distanzlosigkeit der anderen.

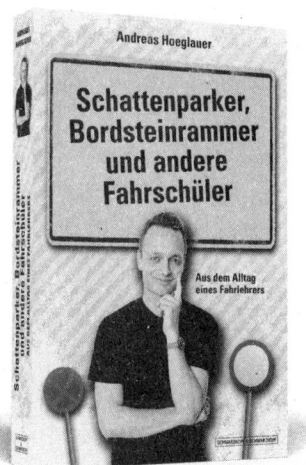

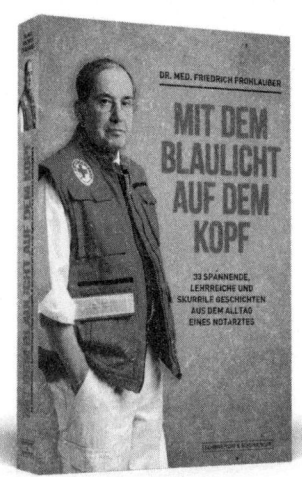

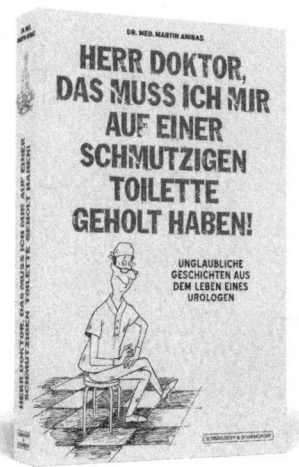

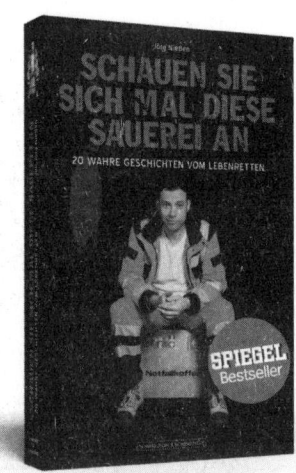

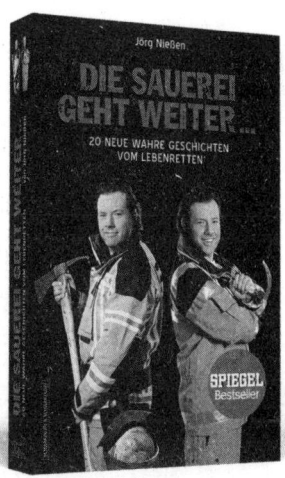

DIE AUTOREN

TIM BENIT erblickte 1982 im Rahmen einer geplanten Geburt das Licht der Welt. Nach dem Abitur ein direkter Übergang zum Zivildienst, worauf eine Orientierungsphase als Praktikant im Gesundheitswesen folgte. Schlussendlich brachte die Ausbildung zum Gesundheits- und Krankenpfleger Sicherheit: Die Notaufnahme soll es sein.

ANNA DELEGRA wurde 1986 an einem Donnerstag geboren. Nach dem Abitur zog es sie in die Großstadt. Schon während der Ausbildung zur Gesundheits- und Krankenpflegerin merkte sie, dass die Arbeit in der Notaufnahme ihr das gibt, was sie sich wünscht: Nervenkitzel, Abwechslung und ständig neue Herausforderungen.

Tim Benit & Anna Delegra
ICH BIN ABER AUCH EIN NOTFALL!
Skurrile Geschichten aus dem Alltag in der Notaufnahme

ISBN 978-3-86265-209-9
© Schwarzkopf & Schwarzkopf Verlag GmbH, Berlin 2013

KATALOG
Wir senden Ihnen gern kostenlos unseren Katalog.
Schwarzkopf & Schwarzkopf Verlag GmbH
Kastanienallee 32, 10435 Berlin
Telefon: 030 – 44 33 63 00
Fax: 030 – 44 33 63 044

INTERNET | E-MAIL
www.schwarzkopf-schwarzkopf.de
info@schwarzkopf-schwarzkopf.de